自分に合う健康法を見つけよう

自身の取扱マニュアルの作り方

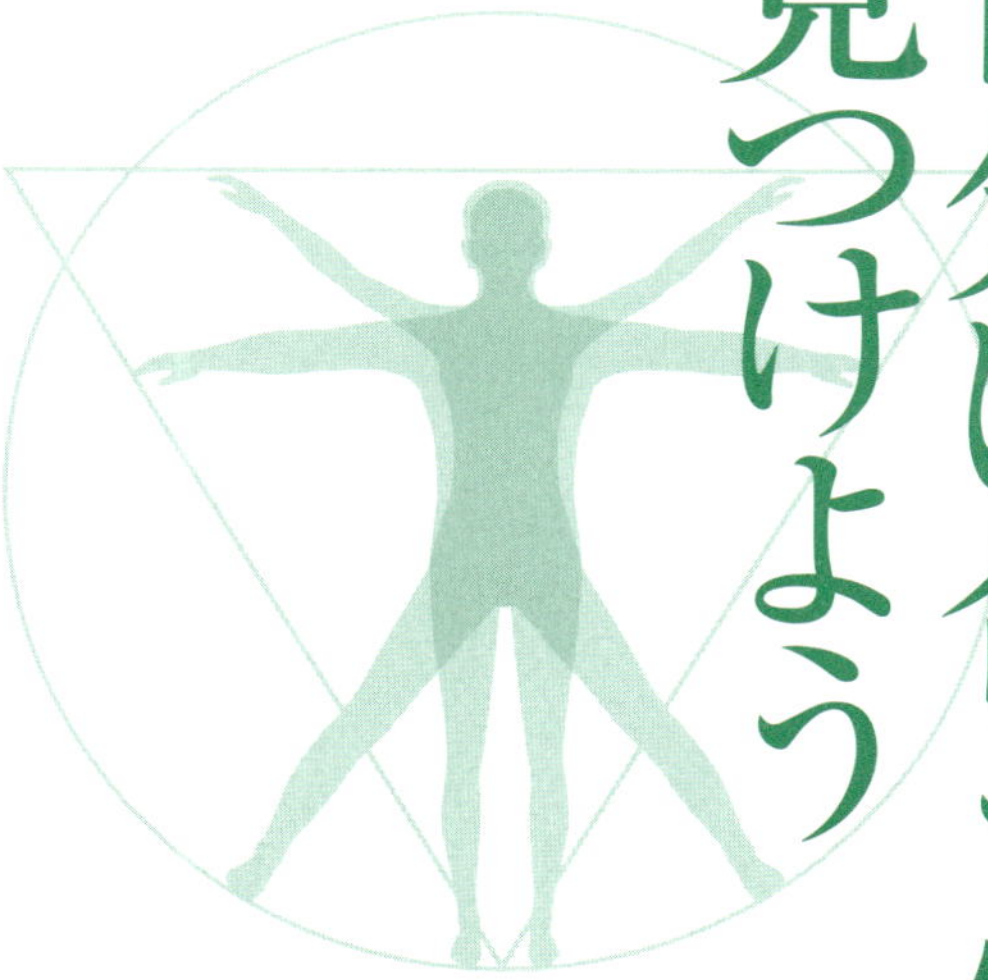

㈱プロデュース34 Luce接骨院
岩田 芳典 著

あうん社

自分に合う健康法を見つけよう

——自身の取扱マニュアルの作り方

プロローグ

● 病を治すのは医師ではなく身体である。
● 食べ物で治せない病気は、医者でも治せない。
● 病気は食事療法と運動によって治療できる。
● 心に起きることはすべて体に影響し、体に起きることもまた心に影響する。
● 人は自然から遠ざかるほど病気になる。

これはギリシャの医師ヒポクラテス（紀元前460〜370）の有名な言葉です。

学生のころは、そういうものかと余り深く考えず、20代後半で理学療法士になってからの私は、この世界で必ず成功してみせると意気込んでいました。つまり病を治す治療家として有名になってみせるという野心に燃えていたわけです。そのような気持ちを持って臨床をしながら研究をしたり、学会発表をしたり、雑誌に寄稿したりしていました。しかし正直なところ、ヒポクラテスの言葉などすっかり忘れていたのです。

ヒポクラテスは、科学に基づく医学の基礎をつくったことで「医学の祖」とも言われています。西洋医学はその流れを汲むものですが、いつしか科学万能主義的な考えが主流になり、「病を治すのは医師である」というふうに変わってしまいました。西洋医学どっぷりの私自身もそうでした。とんでもない傲慢さです。

そんな私がヒポクラテスの言う医学の原点に立ち返ることになったのは、ある医師の書いた本を読んだことがきっかけで、西洋医学の在り方にいろいろと疑問を覚えるようになったからでした。

私が学んだ理学療法というのも西洋医学ですから、人間の身体《からだ》をパーツごとに詳しく診ていきます。その結果、生命という身体全体を診るということから遠ざかってしまう。理学療法士の私も、まるで機械の修理、ロボットの修理をするというようなことしかできていなかったのです。

「人は自然から遠ざかるほど病気になる」というヒポクラテスの言葉を思い出し、東洋医学の勉強とともに食事療法などを自分自身の身体で試し、納得していったのです。

そして鍼灸師の免許も取得してから6年間勤務した病院を辞め、治療院の看板をあげて独立開業しました。開業当初は、正直なところ私の中ではまだ病院勤務時代のように「患者さんの病を治す」という思いが残っていました。その思いがしだいに薄れていったのは、患者さんというよりお客さま一人ひとりの声を、時間をかけて詳しく聞くようになったからです。

病院の外来新患者に「10分診療」というのが世間一般の悪評になっていますが、それはまさに人の身体をパーツでしか診ていないということに他ならないのです。

「心に起きることはすべて体に影響し、体に起きることもまた心に影響する」（ヒポクラテス）ということは、誰しもが多かれ少なかれわかっていることです。しかし病にかかってしまうと、自分では客観的に判断できなくなったりします。無意識の生活習慣（クセ）が病をつくりだすことが多いからです。体癖というクセも人それぞれです。

治療家としての私ができることは、本人には気づきにくい病の要因を探りだし、その人に合った適切なアドバイスをすることです。ある人には、食事の改善や療法を、ある人には運動療法を、またある人には食事と運動をというように。

どの健康本にも免疫力を高めることが何よりも大事ということは書かれています。免疫力とはすなわち「自然治癒力」のことですが、妙なサプリメントを勧められて自然治癒力そのものをダメにしてしまっている人も少なくないように思います。

自然治癒力を高めるためには、まず自分自身のからだのクセ（体癖）や、食事や生活習慣などについて知っておく必要があります。要するに、一言でいえば無意識を意識化するということです。

ここで再びヒポクラテスの言葉を紹介します。

「人は身体の中に１００人の名医を持っている。その１００人の名医とは自然治癒力であり、医師はそれを助ける手伝いをする」

１００人の名医という意味は、人それぞれの名医と言い換えるとわかりやすいでしょう。Ａさんには A さんの、Ｂさんには B さんにふさわしい自然治癒力（名医）がどれなのか。

もっとわかりやすく言うと、

◎自分に合う健康法の見つけ方
◎自分に合う調整法の見つけ方
◎自分に合う食事法の見つけ方

とにかく自分の健康は自分でつくるという意識がいちばん大事です。実際のところ私たちのようなセラピスト（治療家）任せになっている人は、あんまりうまくいかないことの方が多いのです。

自分の身体の主人公は自分自身だから、自分にとってのセラピスト（ドクター・治療家）は自分なんです。私たちができることっていうのはその後押し、手助けぐらいです。

本書をきっかけに、あなたが自分自身の健康セラピストになってくれますように！

もくじ

第1章

無病息災——様々なアプローチ

理学療法士の仕事

大学卒業後、私は理学療法士として整形外科のクリニックで働いていました。そのクリニックには、入院の施設はありませんので、患者様は自分で歩いてきたり、車で送ってもらったりして通院していました。日常生活がどうにか送れるという人が通うようなクリニックです。肩が痛いという疾患があれば、レントゲンを撮って骨が折れていないかなどの確認を行ったり、患者様の関節を動かしたり、筋力を見たり、神経の検査をしたりといったようなことを行います。クリニックではできない精密検査が必要と思われるときは、大きい病院でMRIやCTといったものを使って診断してもらうことを勧めます。

私たち理学療法士の出番は、医師が診断の結果、たとえば肩関節周囲炎《しゅういえん》という診断であればその治療プランに沿ってリハビリテーションを行います。

肩の痛みにも度合があります。手が真上に上がらないとか、100度ぐらいしか上がらなくなって、手が後ろに回らなかったりすると、日常生活で困ることというのはたくさんあります。洗濯物を干すこともできないとか、女性であれば、ブラジャーのホックがつけれないとか、エプロンを後ろで結ぶとかが痛くてできないとか、様々な日常生活の問題点というのが出てきます。

そこに対して、理学療法士は再び適した状態に戻していくリハビリテーションをしていくわけです。電気や超音波を当てたり、温めたりして痛みを軽減させる物理療法をはじめ、関節の動きを良くする徒手療法、筋力をつけていく筋力増強運動などの様々なアプローチを行っていきます。

脳梗塞で右手と右足に麻痺が残ってしまった患者様であれば、再びきちんと歩けるようになる歩行練習や、立ったり座ったりといった基本動作の練習を手助けしていきます。

膝の靭帯を断裂し、手術をして膝の靭帯を再建したという患者様には、その膝が反対の膝と同じように曲げ伸ばしが出来たり、立ったり歩いたり走ったりしても痛くならない問題ない状態を目指していくために、関節を動かす筋力や動作の練習を行います。

要するに理学療法士の仕事は、医師の診断と治療プログラムに基づいて、日常生活を取り戻せるように訓練のお手伝いをするということです。

介護保険の領域では、診断を受けて時間が何年も経った慢性期の人というのもたくさんおられます。そういった方は、老人保健施設やデイサービスといったところに通っていたりしますが、そこにも理学療法士は勤務しています。

また野球やサッカーなどプロスポーツの分野でも、理学療法士は選手のリハビリテーションを行ったり、トレーニングのメニューを組んだりといった形で活躍していたりします。

それから少数にはなりますが、独立して整体院を開業したり、パーソナルトレーニングのジムを開いている理学療法士もいます。

予防の分野、治療の分野、介護の分野、様々な領域で理学療法士は活躍しているわけですが、そうした中で私は、整体院とトレーニングジムを合わせた治療院を開業したことになります。医師の助手的存在に甘んじるのではなく、自身が総合的な治療家になりたいと思ったからです。

院内に初めて入った人は、ここはトレーニングジムなの？　という印象を持たれます。

お薬大国日本

お薬大国日本と言われているように、日本人は薬が大好きです。ある病名で薬を処方された患者さんが、一日に六種も七種もの薬を服用しているといった話はざらにあります。

「この薬を飲み続けると胃腸が荒れるから胃薬も飲みなさい」とドクターに言われるまま、何十年と飲み続けていたりもします。高血圧を下げる降圧薬を飲み続けながら、血圧サラサラの

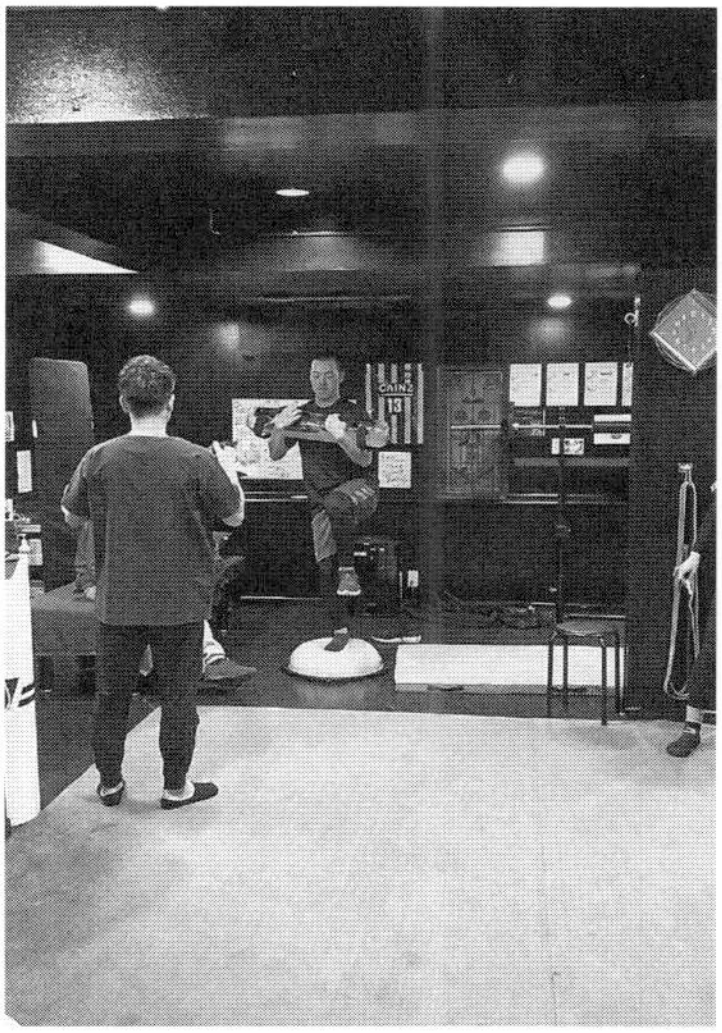

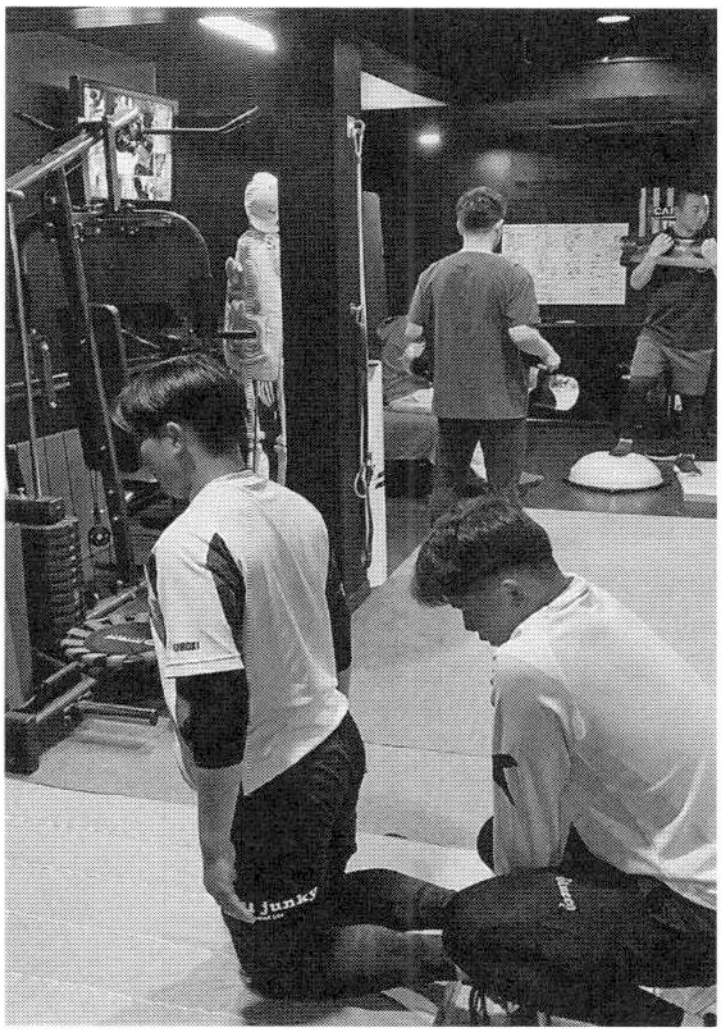

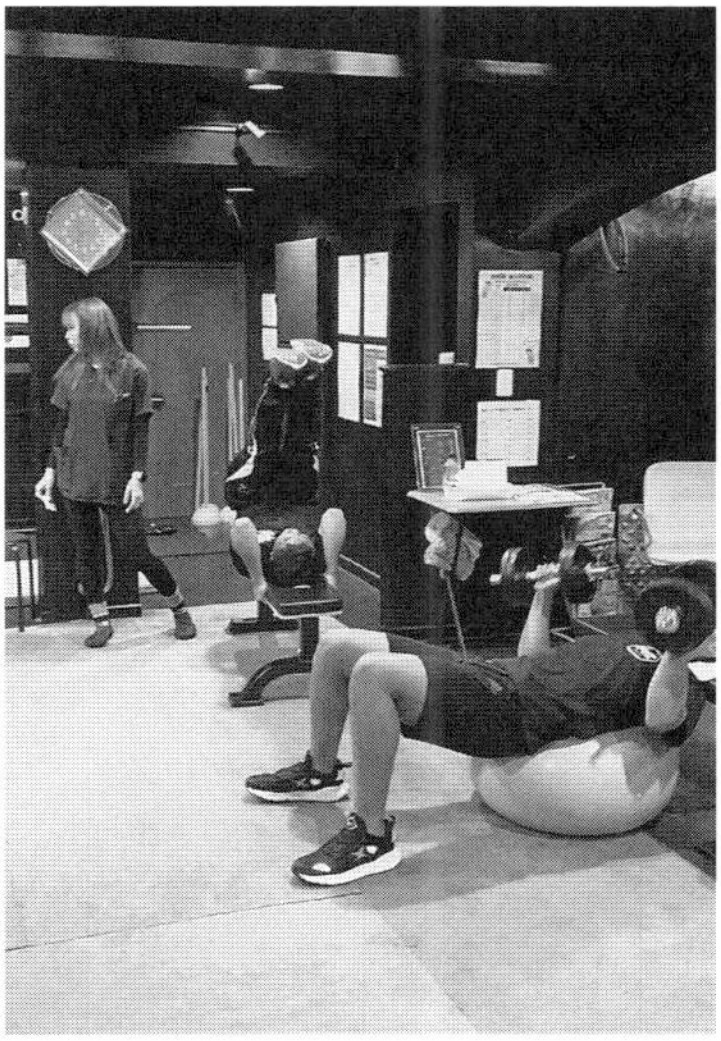

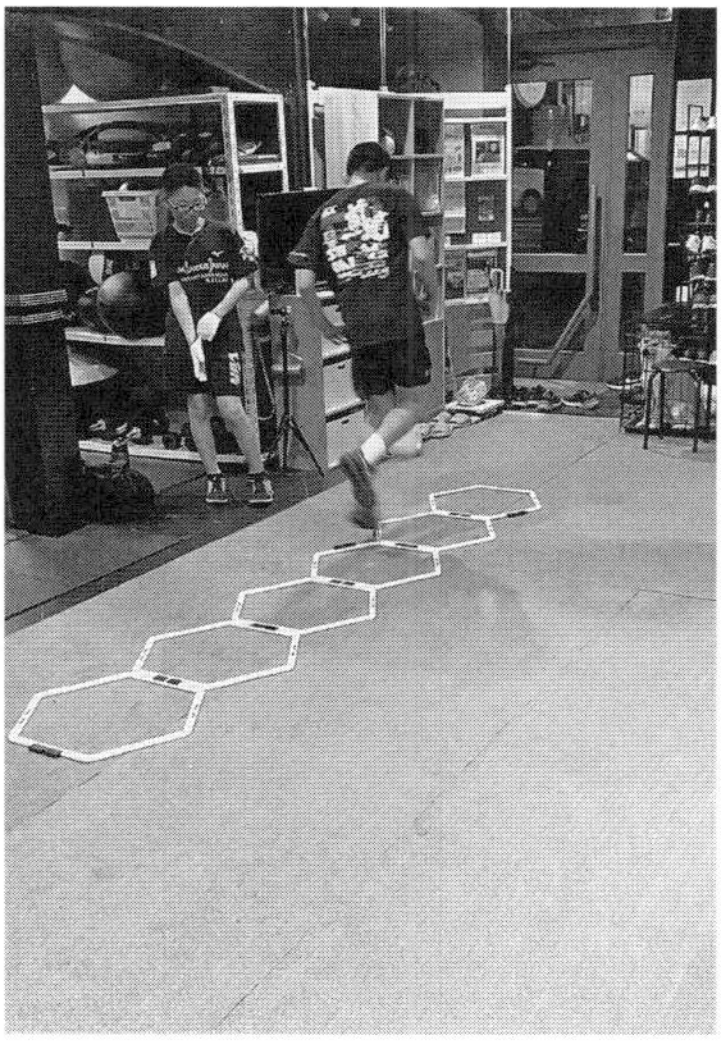

薬も飲んでいるお年寄りもたくさんいます。

薬を出さない薬剤師として活躍されている宇田川久美子さんの著書によると、全世界にあるお薬の約40%とか45%が日本にあるそうです。冬になると流行るインフルエンザのお薬としてタミフルというお薬があるのですがそのタミフルは全世界の85%が日本にあるということです。

「薬が病気を作る」ということを訴えている宇田川さんの意見に私は賛同しますが、それにしても、薬大国日本の実情を知ってとてもびっくりしたのを覚えています。

私が理学療法士として勤務していた整形外科クリニックでも、何か痛みがある患者様には必ずと言っていいほど痛み止めのお薬を処方していました。もちろん薬のすべてが悪いとは言えないし、どうしても必要な時において薬は救いです。状況に応じて必要な場合もある。これも認めなければならない。

たとえば朝からものすごく頭が痛いんだけど、仕事に行かなければならない。このような場合はお薬を飲んだ方がいいと思います。ただ、お薬を飲むということは、今その人に起こっている問題の根本を解決するものではないということです。頭痛、生理痛、腹痛、肩こり、腰痛とかにしても、その根本を解決するものとしてお薬があるのではないのです。

では根本を解決するものとしては何が挙げられるでしょうか？　運動、とても大事です。食生活の改善、これも大事ですね。あとは睡眠の質を良くする。これもとても大事です。あとは、ストレスの軽減、日常生活のストレスというのは結構病に関係していると私は思っています。好きなことをやる、好きなことを仕事にする。それから好きな趣味を見つける、笑いのある生活を送る。このようなことも必要なのではないかなと思います。運動、食生活の改善、睡眠の質の向上、ストレスを減らす。これらが根本解決として必要で、緊急でどうしてもという時において、お薬は必要になるものだと思います。

西洋医学と東洋医学

西洋医学とは現代医学と言われるもので、患者さんの病態を科学的・局所的および理論的に分析し、症状の原因となっている病態を除く治療を行う医学です。問診はもちろんですが、血液検査などの客観的なデータも駆使して診断を行います。

患者さんの症状や経過およびバイタルサイン、血圧、脈拍、体温、それから診察で得られるような所見、血液検査、レントゲンといった画像を診断する機械を用いた検査の結果を総合して、可能性のある疾患を絞っていき、病気の診断を行います。そして原因となっているものに対する治療薬を投与することで治療を行います。

一方、東洋医学は経験的な医学であり、患者さんの病態を四診と言われているものをもとに主観的に判断し、今ある状態を診断します。したがってドクターの経験知が大きくものを言う世界です。

東洋医学における健康とは、季節やストレスおよび生活環境に対して自己治癒力でバランスが取れている状態のことを言います。そしてバランスが崩れた病態のことを「未病」と言います。治療法としては漢方薬、食事療法および鍼灸などがあり、身体の状態に合わせて治療法を選択し、もともと取れていたバランスを取り戻すように働きかけていきます。

当然、治療において西洋医学と東洋医学は得意とするところが大きく違います。

西洋医学は、原因がはっきりした病態を得意とする。科学的な根拠をもって原因を排除することが治療となります。

それに対して東洋医学は、患者さんの状態が健康な状態からどのようにバランスを崩しているのかといったものを独自の診察法を用いて判断し、その崩れたバランスを直していくために、漢方薬、それから食事療法、鍼灸治療を用いて治療していきます。身体を健康な状態に戻すための自己治癒力を高めることが治療なので、原因のはっきりしない病態、今でいう不定愁訴といわれるものに対しても有効な場合があります。

西洋医学と東洋医学はそれぞれ得手《えて》不得手《ふえて》があるので、その特徴を生かして使い分けたり組み合わせたりする必要があります。

西洋医学の治療を例えると、例えばこんなイメージになります。工場に機械があったとします。その機械が故障して止まってしまった。原因を調べると、ネジが外れてしまったことでした。ネジをはめたらまた動き出しました。西洋医学の場合は、ネジをはめて動き出せば治ったということになります。あまりにも極端だと西洋医学の医師は憤慨するでしょうが、少なくとも西洋医学の治療の半分はこれに近いと私は思っています。

東洋医学の場合は、治療の前になぜネジが外れたかということを考えます。機械のネジは、機械全体の振動が大きくて、その影響で外れた可能性があります。そうなるとまたネジをはめてもまた外れてしまう可能性があるから、振動を抑えることを考えるというのが東洋医学です。振動を抑えることによりネジが外れにくくなり、機械を安定させて動かすことができると考えます。

要するに、西洋医学は速攻性を求めて対処をする。東洋医学は時間がかかっても根本原因まで追求して根治を目指す。

もちろんどちらにも利点がありますから、皆様の生活習慣、ライフスタイルに合わせて選んでいくことが大切だと思います。

理学療法学科の学生たちに

私は5年前から現在も、小倉、北九州市にある九州医療スポーツ専門学校という専門学校の理学療法学科で非常勤講師をしています。

その学校で講師をするきっかけになったのは、理事長先生が持っているメタトロンがきっかけとなりました。メタトロンについては後に述べますが、人の身体を周波数で測定する機器です（世界では50ヵ国で医療機器になっているが、日本ではまだその認可がない）。

理事長先生は個人的な関心からメタトロンと出会いましたが、多忙のためメタトロンはそのまま使わず、2年ほど経っていたそうです。

ある日、理事長先生はメタトロンをしまい込んだまま使っていないということに気づき、業者に相談の連絡をしました。近隣の治療院の先生でメタトロンを上手に活用している先生を紹介してほしい、という相談でした。するとその業者さんから私に連絡があり、一緒に出向いて理事長先生と面談することになりました。

理事長先生は九州医療スポーツ専門学校だけでなく、クリニックや治療院を経営したり、他にも手広くされています。そして、いま考えていることは、メタトロンを活用した予防に特化したサロンを運営したい。そのサロンのスタッフにメタトロンの指導をしてくれる人を探している、とのことでした。

そこで私は、メタトロンを治療院でどのように活用しているのか、ざっと説明しました。食事とか、運動とか、整体とかの関連で、このように使っていますよという話をさせていただいたわけです。その時の私の話に興味をもっていただいたのか、

「九州医療スポーツ専門学校の理学療法学科で授業をしてもらえませんか」

と理事長先生から言われたのです。

まさか、そんな提案を受けるとは思いもよらないことでしたが、私は快く引き受けることにしました。教えるということは同時に学ぶことだと言われますが、そのとおりだと思います。学生たちにどのように伝えたらよいのか、そのことを授業のたびに考え、学生たちの反応などから自分が学ぶことになるわけです。こうして最初は3年ほど続けたらよいと思っていました

が、現在は5年目に入ります。

理学療法学科というのは、いわゆる西洋医学を学ぶ学問です。理学療法士の国家資格を取るために必要な授業で私が教えているのは、解剖学や整形外科学などです。理学療法士はおそらく医療系でいうと医師、歯科医師の国家試験に次いで難しいのではないか、と思います。習う範囲が広いからです。

学生たちが国家資格を取って就職するために教えているわけですが、私は心に決めて授業の中で話していることが二つあります。

その一つは、自分の力で生きていく、自分の力で稼ぐ力を身につけてほしいということです。というのも、理学療法士というのは病院勤務をする人がほとんどで、いわゆるサラリーマン志向、安定志向と言いますか、そのような考えをする学生が多いからです。だから私は、理学療法士として病院勤務の経験を積んでから、その安定志向の常識から一旦離れ、自分で稼ぐ力を身につけてほしい、と言っているわけです。

さまざまなアプローチを学んでほしい

理学療法士は、病院のリハビリテーションの保険点数を患者から頂き、病院からお給料をもらっています。

医療費は43兆円とどんどん右肩上がりに上がってきましたが、リハビリテーションの保険点数は上り続けるかというとそうでもなさそうで、むしろ下がっていくということはあるでしょう。お給料が上がっていくということは、なかなか考えにくい。現に私が10年前、理学療法士になった時と比べてもだんだんと下がってきているのが現状だからです。

それはそれとして、理学療法士という資格でご飯を食べるということはできるけど、私としては外に出てチャレンジしてほしいわけです。予防とか美容の分野にどんどん理学療法士が出ていってほしい。

今の理学療法で習うアプローチというのは、例えば糖尿病の運動療法というものを習ったとします。でもそれは、お薬で糖尿病をコントロールする服薬療法を主としたしたもので、運動はあくまでその補助にすぎません。つまり、理学療法士の仕事というのは、医師の治療の後のリハビリテーションをすることで、根本的な治療には関わっていないわけです。

病院勤務をしているうちに、そのアプローチでは糖尿病は治っていないぞ、ということに私は気づきました。なので専門学校の学生たちには、今まで習ってきた常識を打ち破ってしっかりと考えられる人になってほしい、ということを念頭において教えています。

糖尿病はいまもなお右肩上がりで患者さんが増え続け、現在予備軍を含めると2000万人いるそうです。学校で習うことが糖尿病へのアプローチとして本当に正しいのであれば、もっと患者が減っているはずなのに、そうなっていない。

学生たちは国家試験で合格しないといけないので、私も知識として教えますが、資格試験を取って病院勤務で経験を重ねながら、西洋医学に限らずさまざまなアプローチを学んでほしいと思います。それは何も医療従事者に限ったことではなく、患者さんに対しても、老若男女の誰に対しても私が言いたいことです。無病息災な楽しい暮らし続けるためにも。

そして医療関係の学生たちには、まず自分の力で稼ぐ理学療法士になってほしい。それから学生たちに話す二つ目というのは、常に常識を疑ってほしいということです。常識を疑うということは、学び続けることとイコールです。

授業でしゃべるきっかけをくださったのは、理事長先生との出会い、まさにメタトロンが引き合わせてくれた出会いからです。メタトロンは素晴らしい機器ですが、ロボットがロボットであるように、この機器もあくまで機器にすぎず、最終判断をするのはそれを使う人です。

学生たちにも経験を積みながら、最新機器なども活用しながら、ヒポクラテスのように自分自身の判断力を磨いてほしいということです。治療以前、無病息災の身体をつくるためにも、さまざまなアプローチの方法を学ぶ必要があるのです。

すべての病は腸《はらわた》に始まる

「未来の医師は薬を用いないで、患者の治療において、人体の骨格、食事、そして病気の原因と予防に注意を払うようになるだろう」

これはアメリカの発明王トーマス・エジソンの言葉ですが、これより二千年以上前、現代医学の父と言われているヒポクラテスは、すべての病は腸に始まるとも言っています。腸というのは胃から始まる長い腸を指します。

栄養素や水分を体内にきちんと吸収することができるのはこの腸だけです。なので、この腸が汚れるのを防ぐことが予防につながります。

胃はビタミン12とか鉄分とかカルシウムといったものが吸収できるとも言われています。そして、腸は身体の免疫のシステムのうちの70％とか80％を担当しているとも言われています。身体が病気になったりするのを防いでくれる仕組みが腸に集中しているということは、予防医学の観点からしても、やはり食事の在り方がもっとも重要ということになります。

医聖とも言われたヒポクラテスの名言から学んでいきましょう。

1．食べ物で治せない病気は医者でも治せない。
2．満腹が原因の病気は空腹によって治る。
3．人は自然から遠ざかるほど病気に近づく。
4．月に一度断食をすれば病気にならない。
5．火食は過食に通ず。
6．歩くことは人間にとって最良の薬である。
7．なんじの食事を薬とし、なんじの薬は食事とせよ。
8．病気は食事療法と運動によって治療できる。
9．人間は誰でも体の中に100人の名医を持っている
10．病人に食べさせると病気を養うことになる。一方、食事を与えなければ病気は早く治る。

11. 心に起きることはすべて体に影響し、体に起きることも、また心に影響する。
12. 食べ物について知らない人がどうして人の病気について理解できようか。

これらのように現代医学の父ヒポクラテスは運動や食事療法が健康においてはとても大切であるということを言った人でもありましたが、西洋医学はそのことを忘れてしまったのでしょうか。要するに、病気になってからの治療ではなく予防の大切さです。総合的な治療家を目指す私も、そうありたいと思って患者さんに対応しています。

予防といえば、ファスティング（断食）もその一つです。最近、ファスティングがすごく流行っていますが、過食の現代人は断食の重要性に気づいたのです。そのファスティングの効用についてはまた別章で述べます。

第2章

人の身体には癖がある——体癖論

自然体の姿勢とは

この章では、身体のクセ（体癖）について話しますが、その前に姿勢について考えてみます。姿勢は人それぞれの骨格や筋肉などに関係するからです。

「あの人は姿勢がきれいだね」とか言ったりしますが、私が考える良い姿勢というのは、その人にとって自然である、楽であるということです。それから、動きやすい状態が保たれているというのが良い姿勢だと思います。誤解のないよう強調しておきますが、あくまでも「その人にとって」ということです。

今、当院に来られている患者さん、学生から30代、40代、50代、60代、70代、といろんな年代の方が来られていますが、「良い姿勢」について質問すると、年齢を問わずほとんど(90％以上)の方は同じ意見です。胸を張って背筋が伸びて、たくさん筋肉を使っているのが良い姿勢であると思っているのです。

常識的にはその通りでです。しかし私はその見方には否定的です。なぜかというと、姿勢をきれいに見せようとして、筋肉が緊張した状態というのは何よりも不自然だからです。

例えば、立ち姿勢で筋肉を使うのが1で済むとします。1で済む状態なのに、意識して筋肉をその2倍も3倍も使う姿勢を続けると、何が起こるかというと、筋肉は緊張して疲れてしまいます。緊張した筋肉に血流が持っていかれます。

そうなると何が起こるかというと、肩こりとか腰痛とかそういう慢性的で整形外科的な疾患が起きやすくなります。また、何か考えたりしたいのに頭に血流がいかなくなるので考えがまとまりにくくなります。

人類には二足歩行によって形成された背骨があります。いわば一本の太い屋台骨のようなものですから、「背骨は大事だね」とよく言われますね。そのせいか、猫背は姿勢が悪いと見られたりします。でも猫背の人にとっては、その姿勢（形）が楽だからそうしているのです。

背骨はなぜS字カーブなのか

人間の背骨はS字のカーブを描いていることをご存知かと思います。では、なぜS字のカーブがあるのでしょうかと問うと、「？」となる人が多いですね。

S字のカーブはクッションの役目をするため、必要があってそうなっているわけです。重い頭を守らなくてはいけないので、頸椎《けいつい》は前方に凸のカーブになっています。

胸椎は後ろに凸のカーブになっています。腰椎は前方の凸のカーブになっています。こうして背骨全体はS字のカーブになっています。

背骨が真っすぐになるように伸びたりS字に戻ったりするから、クッションの役割ができるわけですね。

クッションの幅が大きいほど頭を守れたり、首から手に出ていく神経とか、腰から足に出ていく神経を守れたりするわけなんです。

ですから、S字のカーブはその彎曲が大きいほどいいと言われてますし、私もそう考えます。

次の二つの図（AとB）を見てください。

胸を張って緊張が強い姿勢というのは、図でみるとAのように過剰に良い姿勢を意識した姿勢です。

神様から与えられたS字彎曲のカーブを自分で崩すような状態を続けていれば、早く重力に負けてしまうので、年を取った時に前かがみになったりとか、腰が曲がったりとかするわけなんです。

だから若い時に姿勢で気をつけることは、自然で楽な姿勢をまず心がけることです。胸を張りすぎないこと、そして身体の重心の位置が前に行きすぎないこと。

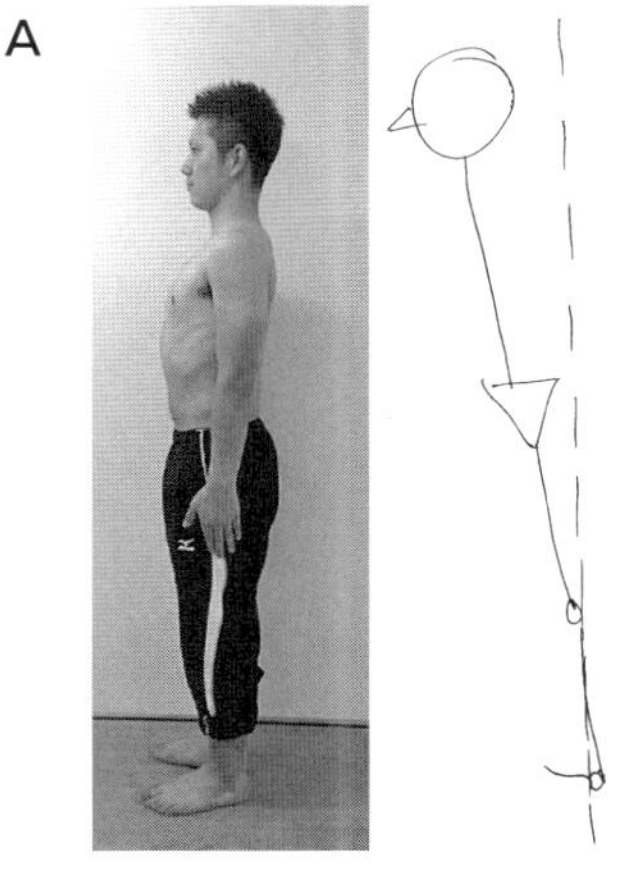

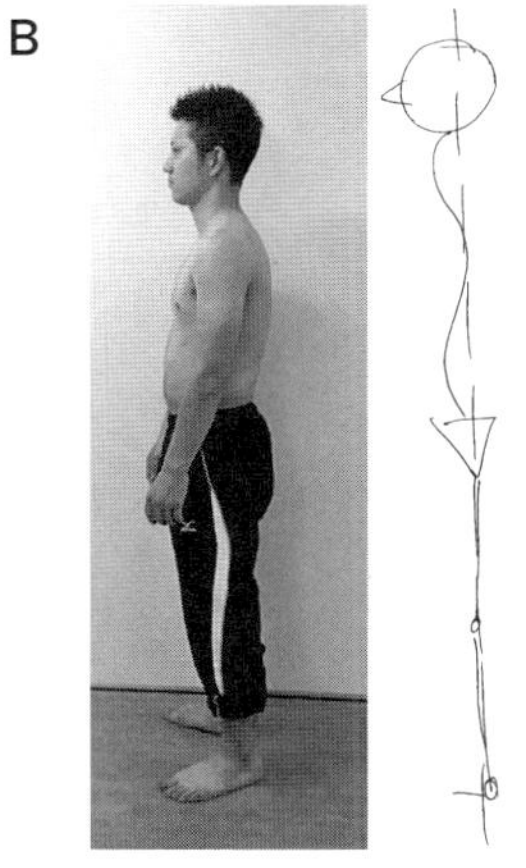

重心が前に行きすぎていると、そのサインとしては、前側の内側に入れば外反母趾になりやすくなるし、足のいわゆる横アーチと言われているところにタコとか魚の目ができやすくなります。

重心の位置

人間は筋肉を使わずに立たずに骨で立った方が楽なんです。筋肉を使わずに済むんです。足の下腿（膝から下の骨）には、脛骨という太い骨があります。内くるぶし、外くるぶしと言いますが、内くるぶしは脛骨なんです。

大きい骨で立とうと思ったら、重心は意外と後ろなんですね（図解）。くるぶしのあたり、足底の土踏まずに重心がくるのが自然体です。

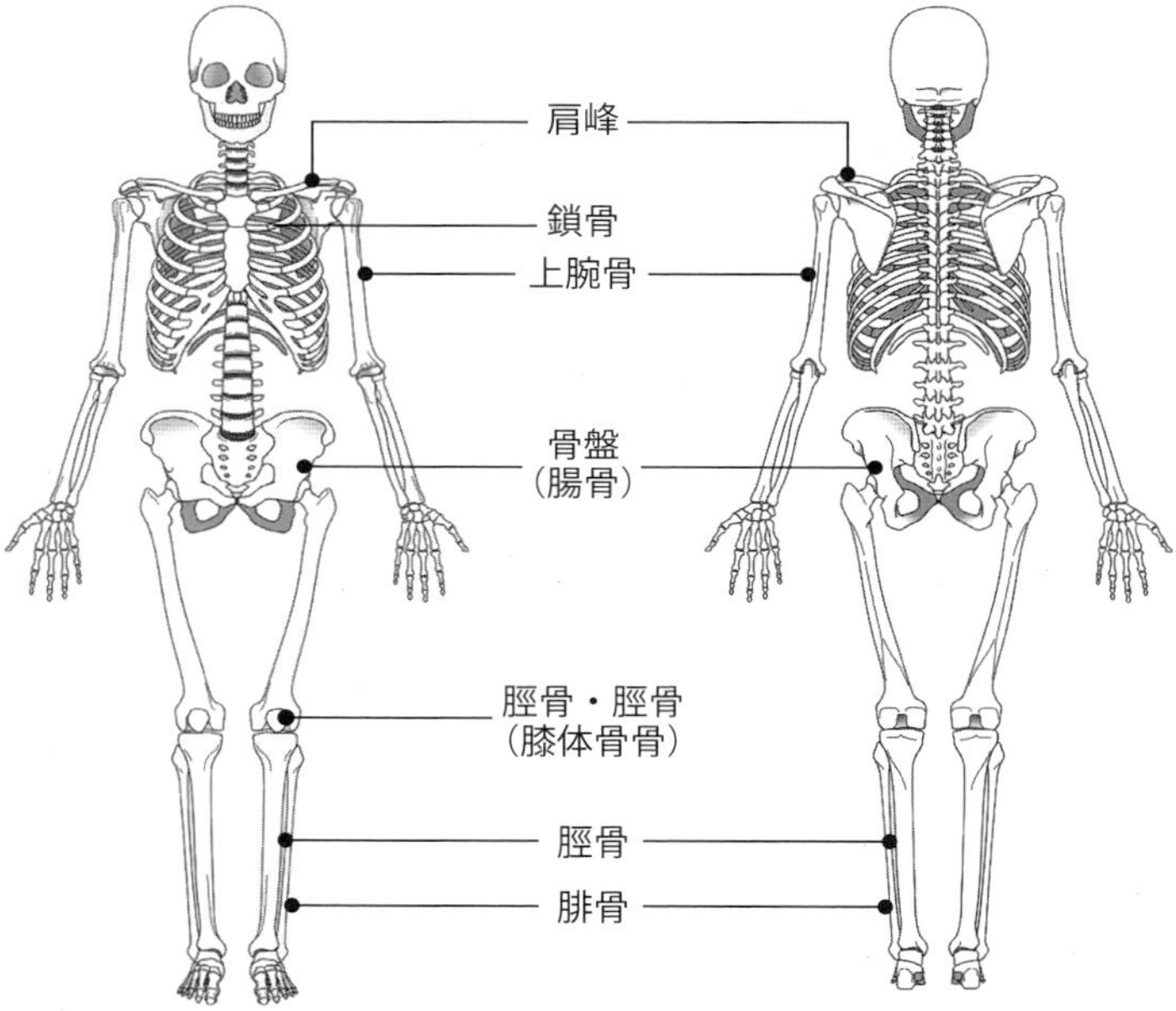
肩峰
鎖骨
上腕骨
骨盤
（腸骨）
脛骨・脛骨
（膝体骨骨）
脛骨
腓骨

■脊柱（前面）

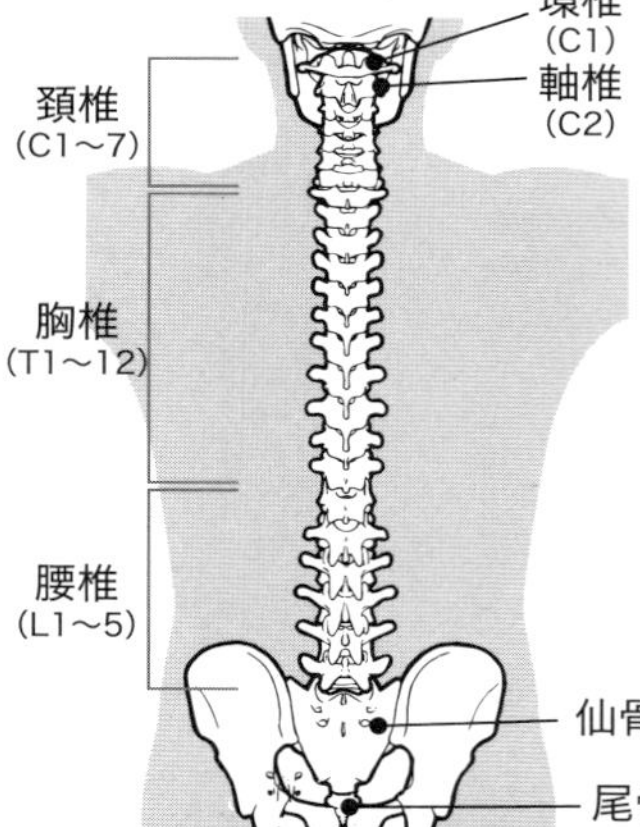
環椎
（C1）
軸椎
（C2）
頚椎
（C1～7）
胸椎
（T1～12）
腰椎
（L1～5）
仙骨
尾骨

■脊柱（側面）

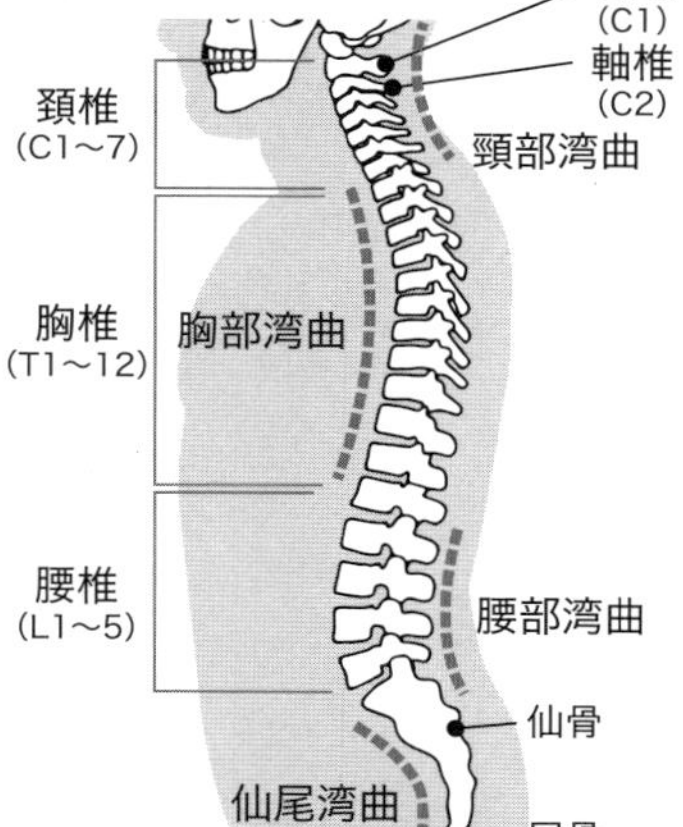
環椎
（C1）
軸椎
（C2）
頚部湾曲
頚椎
（C1～7）
胸椎
（T1～12）
胸部湾曲
腰椎
（L1～5）
腰部湾曲
仙骨
仙尾湾曲
尾骨

では、重心の位置確認にはどうしたらいいかというと、立ち姿勢になってみて下さい。立った時に、重心が前方にあったら足の指を上げられません。どうですか？

重心が後ろにあると足の指は簡単に上げられます。つまり指を楽に上げれるというのが、重心の位置が良いということになります。足の指が無理なく綺麗に上に向けられるようでしたら、問題ありません。これを今の子どもたちにやってもらうと、足の指を上げるのがとても低いのです。通常の半分ぐらいしか上がらなかったりします。これはまさに重心の問題なんです。重心が前に行けば行くほど胸は張りやすくなるので、いろんなところに力が入ってしまいます。

繰り返しますが、自分にとっていちばん楽な姿勢が、その人の自然体なのです。たとえ猫背であっても。それを無理に矯正しようとすると、どこかに歪が生じて、疲れやすくなったり思考が働きにくくなったりもするのです。

肩の位置は？

治療家の基礎学問として運動学とか解剖学を学びますが、人間の肩は自分の身体の真横のラインになります。このラインを前額面と言います。この面から肩甲骨というのは背中、肋骨にひっついてます。肩甲骨の位置は、前額面から30度前に入っているのが一番良いと習います。でも私は、治療院を開いて患者さんを診ていくうちに、そこに疑問を覚えるようになりました。

胸を張ると肩甲骨が30度から0度に近づいていくのがわかりますね。これが緊張状態です。なので私は、「思いっきり肩を後ろに引いてください」と患者さんによく言います。そして、「あなたが思う姿勢は、こっちの方がいい姿勢ではないですか」と尋ねると、「はい、そうですね」と答えます。次に私はこう言います。

「では、その位置のままで肩を上げ下げしてください。いわゆる肩こりの場所がめちゃくちゃ疲れませんか？」

「そうですね、疲れます」

「じゃあ、肩をダラーンと楽に力を抜いてください。肩が軽く前に入るでしょ？」

「あっ、ほんとですね」

「その位置で肩を上げ下げしてください。疲れますか？」

「いや、ぜんぜん疲れないです」

「そこが、あなたの肩のいい位置なんです」

私はこうやって、患者さん各自の肩の位置を身体で認識してもらうわけです。

肩が前に入る。これが自然です。

肩を後ろにすると緊張して疲れてしまいます。何を直さなくてはいけないかというと足元なんです。足元がぶれると頭の位置が大きくぶれます。

先に書いたように、足の指が上げやすい位置にあれば重心が前に行かないので、頭が肩の上にくるのです。

ですから、当院に初めて治療に来られた方が、肩こりであろうが頭痛であろうが、必ず足を見ます。足にタコがあるかとか、外反母趾があったら絶対この話をします。

こちらを治さないと肩こりが治らないからです。

膝の力を抜く

膝がピンと伸びたら太ももの前に力が入ります。そうすると重心が前に行きやすいのです。そして胸を張った状態になり、脚の筋肉も緊張する。その緊張をなくすには膝の力を抜くことです。

立った姿勢で膝の力を抜くと、何となくリラックスした気持ちになりませんか？　膝の力を抜くというのがわかりにくいようでしたら、身体の力を抜いて立ってみるという意識です。

それでもピンとこなければ、腕の肘だとイメージがつきやすいでしょう。立った時に肘がピンと伸びてたらおかしくないですか？　何となくロボットになったような。肘は、曲げようとしないけど、軽く曲がってませんか？　これが一番力抜けている状態です。

お年寄の膝は前方にゆるく曲がっているのが自然体の感じになります。膝を無理に伸ばして立つのはシンドイ姿勢になるのです。筋肉が骨として固まってしまっているので、膝を伸ばそうとすると太ももの前に力が入るので、身体を支えられなくなる。

膝の力を抜くというのは、とくに伸ばそうともしないで立つということです。意識せずに、軽く力が抜けているというのが分かればそれでいいんです。いい姿勢の定義は、膝にしろ肘にしろ、しっかり動きの幅があるということです。お年寄りにはその幅が小さくなるので、膝が曲がったまま伸ばす幅も小さくなってしまいます。

背骨は丸くなれる幅が大きいだけ、伸びる幅も大きく、回る幅も大きい。横に側屈する動きも大きい。これがいい背骨ということになります。

背骨が動かなくなると、もう直しようがなくなります。そういう方は膝が曲がり足も曲がってくる。そんな足を矯正する道具として、靴底に敷く中敷き（インソール）があります。ちょっとでも真っすぐに立てるように中敷きをうまく調整してもらうわけです。

でも、骨が固まっているお年寄りにはインソールもありですが、まだそこまでいっていない人がインソールを使用するのは勧めません。なぜかというと、足に動きがある人にとっては不自然だからです。40代、50代、60代ぐらいまでは、インソールを使わない方がいいと思っています。

足裏に「土踏まず」がある理由

足裏の土踏まずというのは、文字通り、土（地面）につかないという意味ですね。土踏まずの真ん中あたりに身体の重心があります。その土踏まず（重心）の真下をインソールで埋めてしまうと、重心は一点の芯ではなくなり分散してしまいます。つまり重心が本当の意味での重心ではなくなるということです。だからインソールを入れると骨で立つという感覚が薄れてしまいます。身体の重心がかかる「土踏まず」というのは、その名前がついている理由があるわけですね。

「手押し車をしたことありますか？」

私はよく患者さんにそんな問いかけをします。

手で壁を押したりする動作、あるいは逆立ちもそうですけど、手をついて歩く時は、手のひらの全面を大きく広げます。土につく面積は大きい方が安定します。

同じように、足も地面をついて歩くときは広がるんですね。足が地面につく面積が広い方が安定する。ということは靴の中で足の動きがあるということです。足を広げて歩こうとするのに、土踏まずのところに物（インソール）があると広がりを邪魔します。

土踏まずの機能を活かすという「三点インソール」というのがあります。それは拇指球、小指球、踵、この3点だけが高くなっています。これは筋肉じゃなくて骨で立つという考え方から作られたようで、これなら靴の中で足の指は動きます。

これを開発した関口さんは、インソール職人でした。長年インソールを作っているうちに、土踏まずをダメにすることに気づいたようです。本職の職人さんがそこに気づいたわけですが、従来のインソールを肯定する考え方は見直されてはいないです。従って私の意見は少数派ということになりますね。

ただし断っておきますが、先に述べたように、腰が曲がり、骨が曲がり、足趾《そくし》（足指）の動きの幅が小さいお年寄りの場合、インソールを入れるのはよいと思います。中敷きがあることで、重心の位置がなるべくまっすぐに近づくのであれば楽になるからです。

「体癖」は身体を通した個性

体癖《たいへき》論とは、整体という言葉を作ったと言われる野口晴哉先生が、生涯をかけて追求した身体を通した個性研究のことです。

野口先生が身体を治療していく中で、身体にも個性的なタイプがあると考えました。『体癖』という著書の中で、腰椎の重心のかけ方の癖と心のようなものには深い関係があると書いています。人間の不確かな部分、ファジーさのギリギリを10種類に分類した、奇跡のような理論であります。

私がこの体癖論と出会ったのは、理学療法士として病院勤務している時（いまから9年前）でした。精神科医の名越康文先生の「名越式性格分類」というものに出会い、それを通じて野口先生の体癖論を知ったのです。

私は当時、理学療法士として有名になるように、のし上がっていくことを常に思っていたので、仕事はすごく熱意を持ってやっていました。

当時、後輩が２人いたのですが、そのうちの一人に、「もっと勉強しろ。朝、もっと早く来い。お前がなぜ一番最初に帰っているんだ」などと言って、いつも厳しく指導していました。

彼は２年間勤めて、退職しました。辞める時、私のせいだとはもちろん言いませんでしたが、私の厳しさが原因なのだろうなと思いました。彼は一番年下で、出来の悪い後輩だったことは確かです。でも、私は彼に対して厳しすぎたことを反省し後悔しました。

私はよほどのことでない限り、人に物事を相談したりしませんが、ある時、治療している50代の女性に、「実はこういうことがあって」と、彼のことを話していました。今思うと、なぜその女性にそんな話をしたのかわかりません。おそらく、辞めていった後輩に対して申し訳なかったという思いがそうさせたのだと思います。だから相談というより、私が話したことの感想をその女性から聞きたかったんですね。

彼女は「そんなに気にしなくていいのに。よくある話よ」と言って私を慰めてくれました。そして、「名越式性格分類」というのを話し始めました。

その女性の患者さんが、精神科医の名越康文先生とお友達だったのです。私にとっては奇跡的な体癖との出会いでした。

そのとき彼女は10種類の「体癖分類表」というのを私に見せてくれて、「岩田先生、自分はどれだと思いますか」と聞かれました。

それにざっと目を通してみると、私は絶対これしかない、というのが一つありました。「僕はこれだと思います」と言ったら、彼女は笑いながら、「私もそうだと思いますよ」と言ったのです。

それからいろいろお話をして「岩田先生の治療においても、何かヒントになったりすると思いますよ」と、名越先生が東京の巣鴨で講座を開いているということを教えてくれたのです。通信講座でも毎月受けられるというので、さっそく受講することにしました。それが約９年前、体癖論との初めての出会いです。

その後、名越先生のお弟子さんとして活動していた先生方との出会いや、教えてもらう機会もありました。名越先生をはじめ、様々な先生方との出会いから「身体」や「心」と分けて考えるのではなく、「人間」としてその人を診ていくという体癖論を自分なりに学んでいくことになりました。

身体がなければ心と思われる現象も起きません。しかし、様々な健康本には身体と心を分けて書いてあるものがほとんどです。科学的根拠という、もっともらしい理屈をつけていますが、身体を部分的に分けて考える現代社会の影響が大きいのかもしれません。

その人に起こっている現象を、身体から見ているか、心から見ているか。その違いによって見方（診断）は変わってきますが、身体と心を切り離すことはできないわけです。

本書では、野口晴哉先生の体癖論をベースに、名越先生達から学んだことを私なりに説いていきます。

その人の体型や動き、雰囲気、性格が、なぜそのような癖をつくりだすのか。それを知ることによって、自分自身の身体と心の無意識の癖を理解することができます。しかし癖というのは簡単に変わるものではありません。それでも自分の無意識の癖を意識化することによって、より自然体で自分らしく生きていくことに役立てることができます。

とはいえ、この一冊で奥深い「体癖」の全てを理解できるほど、人間は簡単なものではありません。ただ、悩みを抱えた方が、自分の人生を変えていきたいと思うのであれば、一つの参考として活かしていただけたら、大変嬉しく思います。

身体の無意識の癖

ユングは著書『自伝』の中でこんなことを書いていると、私の知人が教えてくれました。

「我々は毎日毎日、意識の限界を超えて生きている。それに気づいていないが、我々の中で無意識の生命もまた続いているのである。批判的な理性が優勢となればなるほど、人は不毛なものとなる。より多くの無意識や神話を意識化することができるほど、我々の人生は統合度の高いものとなる」

とても難しいことを言っていますが、私なりに「体癖論」で解釈すると、人は意識していることよりも、無意識で言ったり行動したりすることがあまりにも多いということでしょう。だから、その無意識の領域のことを知っている方が良い。自覚できたらなお良い、と。

ユングは、こういう無意識の世界のほうが大きくて、人類が古くから受け継いできた無意識があり、それを人類の「集合的無意識」と言っていますね。誰しもがこれを持っている、と。たとえば日本人には日本人の、岩田家には岩田家の家風のようなものがあって、それが無意識の領域にあるという言い方もできると思います。

野口晴哉先生が確立した体癖論には、「集合的無意識」という言葉は出てきませんが、体癖というのは身体の無意識の領域の個性といえるものです。

身体は100人100通りで、究極の個性です。身体の内側には無意識の癖があります。このことは、職業として治療する人だけでなく、身体を触る仕事をしている人にはすぐわかると思います。

うつ伏せで寝てもらって背中を触ったりすると、全く同じ人というのは絶対にいません。1000人いたら1000通り違います。それだけ違うものです。それが個性です。

身体の重心の向きや無意識下での姿勢というのは、意識して変わるものでもないし、意識しすぎても身体にとっては良くありません。

その人が持っている雰囲気や感情の現れ方、普段の声の大きさ、高さなども、意識がコントロールしているものではありません。アナウンサーのように声を出すことを職業とする人は、当然、仕事上では意識的に発声しますが、いったんその仕事から離れたら、無意識の癖が出るようになります。

身体を左右に揺すったり、貧乏ゆすりをしたり、何かに寄りかかったり、足を組んだり、腕を組んだり、うつ伏せで寝るのが一番楽だったり、うんこ座りが一番集中できたりなど、様々な特徴的な動きが癖になっている人がいます。うつ伏せで寝ることなんてできないという人から見たら変に思うでしょうが、そういう人にも傍から見たら変に思う癖があるのです。何も癖がない人なんて存在しないのです。

歩き方ひとつにしてもそうです。

周りの人から見るとぴょんぴょん飛び跳ねているように歩いているように見えたり、のそーっとゆっくり歩いているように見えたり、普段からせかせかしているように見えたりする人もいます。

歩き方、歩くスピード、その他の動き方というのは、無理やり変えようとすると、その人によって快とか不快があります。ですから、その人にとっての「自然な姿勢」というのは、傍から見たらとても不自然に見えたりするわけです。

私には6歳と4歳の子どもがいますが、子どもを見ていていつも思います。子どもはごく自然に、感情のおもむくままに話したり、動いています。意識して話したり動いていません。

意識・無意識の話はいろんなところで言われているので、ご存知の方も多いと思いますけども、顕在意識と潜在意識という言葉で表現されています。

顕在意識と潜在意識との割合は1対99とか5対95とか、数字的にはいろいろ説がありますが、いずれにしろ、意識的に行動することより、無意識的に行動することの方が爆発的に多いと言われています。

体癖論はその前提に基づいて身体と心の無意識の癖、骨格、姿勢、雰囲気、身体の動き方や歩き方、感情の発露の仕方などについて体系化されたものなのです。

私は、その理論の中の、特に心の癖の部分を主に日頃活用しています。

それを知ってどうなると思われる方もいるでしょうが、ここでは、私がこの理論に出会って、日頃どのように治療やトレーニングだけでなく、コミュニケーションにおいても活かしているかについて、具体例を挙げてみます。

■話が短ければ短いほど良い人

ある時、治療院に、スポーティな雰囲気の、いわゆる逆三角形に見えるような体型をした男性が来られた時のことです。颯爽と治療院に入ってこられ、初対面にも関わらずハキハキとまるでアナウンサーのような話しぶりです。

この手のタイプの人と私自身も同じ心の癖を持っているのです。もともと似たタイプですから、コミュニケーションに困ることは少なかったわけですが、私も彼も、長い話が苦手なので、話は短ければ短いほど良いのです。

血液検査から食事の内容の方針をお伝えする際にも、数値など分かりやすいものからお見せしたり、エビデンスがはっきりでている旨を伝えると、すぐに理解し行動に移してくださる方がとても多いので、伝え方を工夫しています。トレーニングの際も、数値測定を重視して、伸びを可視化した方が続けやすいように感じます。

■気分が乗ったらトレーニングできる人

ある時、お顔の輪郭にまるみを感じる女性がトレーニングに来られました。30代くらいかな？と見た目から予想しましたが、問診表を書いて頂くと、実際は40代。お顔だちや、手足の長さ、体つきなど、どこか実年齢よりも幼い雰囲気をまとっており、とても明るい方です。

このタイプの身体の人は、その日の気分や感情がトレーニングにも直結するのです。人と他愛もないコミュニケーションを取ることも大好きな人達ですから、先のタイプの方とは違って、トレーニングの前に近況など喋りたそうな時は、気が済むまで喋って頂き、私はひたすらお聞きするようにしています。とはいえ、治療家としては気分の波に寄り添っているばかりではもちろんだめで、あまりにトレーニングがはかどらない時など、締めるところは締めるようにしています（笑）。

■盛《も》った方が燃え上がる人

腰が痛いと施術をご希望された男性のケースです。この方の身体の様子は、見るからに筋肉が充実した感じで、どこか血の気の多さが隠しきれない様子がうかがえます。

私たち治療家が、痛みの状況を「これ、結構痛いですよね？」「だいぶ悪いですね」といった強めの伝え方をすると、心のタイプによっては怖がらせてしまうこともあるのですが、このタイプの人達は逆の反応で、「やっぱり、そうですよね？」など、むしろ燃え上がるのです。

家での課題を出す時には、「ちょっと多いですが、いけますか？」と伝えると、彼の持っている闘争心をくすぐることができます。「え？　まぁやってみますけど」と、口では不服そうにするものの、彼は毎回少し多めの課題をこなしてくるのです。このように、心のタイプを活かしてサポートする際には、口で言っていることに振り回され過ぎないようにしています。

■本質を見極めようとする人

膝の怪我がきっかけで40代の男性が来院されました。初診時は自分からはほとんどお話しをされず、どこか緊張感のある佇まいが印象的で、経験上、これは職人肌のタイプの方だなと感じました。

一般的には世間話などで気分を和らげることが良いなどと言われますが、このタイプの方はあえて余計な話はせず、膝の痛みの原因や対処法のみ丁寧にお話しするようにしました。結果、信頼して頂けたのか、２回目からは人が変わったようによく喋るようになられ、継続的にトレーニングにも取り組まれています。知識欲のある人も多いので、この方も、1年たった頃には、そこらのセラピストより解剖学的な知識があるのでは？　と思わされるほど、身体に詳しくなっています。

■まず頭で理解する人

ご家族の紹介で、50代男性が足首の古い怪我と腰痛で来院されました。初めて来られた際、まず身体つきで印象的だったのは、骨太でしっかりした体つきです。筋肉というより、首や足首など骨の太さの方がとくに目立つように私には思えました。

この身体のタイプの方は、総じて派手さがなく、いわゆる真面目そうだなと感じる人がとても多いのです。この方には、一方的に「このメニューをやってください」と動きの指示だけをするのではなく、「骨盤と腰椎の動きについて、解剖学の本でも調べてみると良いですよ」など、理解のヒントを提示するよう心掛けています。自分の頭で理解したことに関しては身体の動きもっていきやすいという特徴があるからです。

■いつもニコニコされている人

30歳代女性の方でトレーニングをされている方ですが、口数が多いとか凄く明るいという印象ではないのですが、いつもニコニコされていて可愛らしい印象を受けます。このようなタイプの方の体型は細身で背中は真っ直ぐな平背、いかり肩の人も多かったりします。

トレーニング中に他のお客様と時間帯が被《かぶさ》って一緒の空間でトレーニングをする事があります。そんなとき自分から話かけることは少ないですが、他のお客様と会話になった時に、よく話をする時と、あまり近づかない時があります。体癖以外の性格分類などではあまり触れられることが無い印象ですが、このようなタイプの方は自分の「好き」という感情は良く分からないのですが、「嫌い」とか「なんか嫌だな」という感情はとてもはっきり分かったりします。ですので、お客様にとって不快なものは何かな？　ということを考えながらコミュニケーションを取っています。

■どこか影のある雰囲気を感じる人

20歳代の女性で、たまに整体に来るお客様なのですが、痩せ型で猫背な印象。影のある雰囲気と言いますか、バーやホステスさん？　のような夜の雰囲気がどことなく似合う不思議な色気がある方です。

整体に来る時の主訴としては「疲れてきて呼吸がしづらい」ということが多いのですが、このタイプの方は、確かに呼吸器が弱い方が多く、血圧も低い方が多いので朝が弱く夕方ぐらいから元気になる、という人も多かったりします。背中や肋骨の調整を行い呼吸がしやすい状態を作ることを治療では意識しています。

このタイプの方は芸術家肌な人も多く、集団行動は苦手といった身体的、心理的な特徴があったりもします。

■華やかでお世話好きなスタッフ

私の治療院にいる女性スタッフなのです。お客様に対してとてもお話好きでお世話好き、八方美人でもあります。八方美人というとあまり良い印象を受けないかもしれませんが、八方(いろんな方向)に良い顔が出来る、広い人間関係を持っているということです。

このようなタイプのお客様は、広い人間関係を活かして沢山のお客様を紹介してくださったり、スタッフ全員にお菓子や食べ物の差し入れをよくしてくださったりします。凄く母性的な印象を受けます。

身体的な特徴としては、太っているというわけではないですが丸みのある印象や平たいお尻をしている(骨盤が後傾している)方が多く、華やかで大きく温かい印象を受ける方が多いです。

以上ごく簡単ではありますが私の体癖論の活かし方について書かせてもらいました。

認識しづらい体癖

体癖の話はみなさん興味深く耳を傾けてくれますが、よくある質問は、「体癖というのは変わりますか?」ということです。

基本的には変わらないと言われています。なぜなら、体癖は後天的な要素を含んだものではなく、持って生まれた先天的な気質だからです。その人の身体に現れている心身の癖、その人の行動や言動をそのようにさせているもの、これが体癖なのです。

クセというのは、本人は無意識で行っていることが多いので、認識しづらいということもポイントになると思います。しかし、自分の体癖について最初に説明を受けただけでは理解・納得できないでしょう。それも当然のことです。

実際のところ、私自身、初対面の人の体癖が分からないことも多々あるし、この人は6種体癖だろうと思っても、外れていたりします。特に自分の親友であったり、家族であったり、自分と関係が近い人ほど体癖の診断をよく間違ったりします。恥ずかしい話ですが、私は自分の妹の体癖を約5年間間違えていたということもありました。

要するに人は、自分が見たいようにしか相手を見ておらず、色眼鏡を使って見ているんだな、ということがよく分かったりもします。

とにかく人間、本来は100人100通りです。100人の背中を触れば100人全員違う形をしています。ただその100人100通り、1000人、1000通りのものを、本当にギリギリ10種類に分けられたもの。これが体癖論であると言えると思います。

エネルギーを発散、鬱散が得意なのは奇数の体癖（1・3・5・7・9種）と言われていて、偶数体癖の方はそれが苦手であるということは言えます。

1種・2種体癖を理解するキーワードは「論理」であり、特徴となる臓器は「頭（頭脳）」です。ということは、この体癖の人は頭をよく使うことでエネルギーを発散することができると理解されます。

3種・4種体癖のキーワードは「感情」で、特徴となる臓器は「消化器」です。なので、食べることでエネルギーを発散することができますし、嫌なことがあったときにやけ食いができるというのも3種体癖の特徴であったりします。

5種・6種は特徴となる臓器は「呼吸器」なので肺をよく使う。とにかく肺活量が多い行動をするということで、エネルギーを発散、鬱散することができるのが5種体癖。逆に偶数体癖というのはエネルギーの発散が苦手であるということが言えます。

5種、7種、9種体癖というのは、何かの組織のリーダーをやっていることが多い。1種・2種というのはゆっくり物事を考えたりする。例えば何かの設計をしたり、市役所の職員とか大学教授的なイメージの仕事が似合います。

体癖によって得意なこと、不得意なことがある。これは確かにあります。たとえば、このような職種にはこの体癖の人が多いとか、何種体癖と何種体癖の人はよく合うとか、スピード感が合うみたいなことは確かにあったりはします。

合理的な事が好きな5種、1番になることにこだわる7種、高い集中力があったり、職人的であったりこだわる分野に妥協ができない9種など、その人をそのようにさせているものは、いったい何なのですか？

それを言い出すと、私にもわかりませんし神様が決めている。としか言えませんが、治療法を考えるヒント、方便の一つとして体癖論があると思っています。

どの体癖が良いとか、どの体癖が悪いといったものとは全く関係がありませんし、体癖とその人の成熟度合いといったことは全く関係がありません。そのことを十分に踏まえて、体癖論を活用していくと、治療において役立つものだと思っています。

生命という不思議を理解する一つの方便。それが総合的な治療家を目指している私の基本スタンスです。

本書を読まれて「体癖」をもっと深く勉強したいという方は、『体癖』野口晴哉著（ちくま文庫本）で勉強してみてください。

初学者さんには文庫本は少し内容が難しいと思いますが、おもしろい内容になっています。

第3章

生命の波動を測定するメタトロン

細胞の波動を測る

メタトロンを最初に知ったのはまだ病院勤務をしている頃でした。今から10年以上前ですから29歳か30歳のときです。

当時は病院勤務をしながらもう西洋医学自体が不完全なものだなぁと痛感していました。そのことを自覚しながら働いていたので、タイミング的に良かったのです。

今、医学不要論という本などもたくさん出回り、ワクチンとか食べ物の添加物などは社会毒といった表現をされていたりします。そういうことを啓発啓蒙活動されている内海聡先生の本で知ったのです。西洋医学への不信感を抱いていただけに、ものすごく納得しました。それまでは、あまりそんなことを考えず、西洋医学を鵜呑みにしていたので、かなり衝撃的でした。

「医学不要論」を最初に読んだとき、かなり極端な内容でしたが、こっちの考えの方が合っていると直感的に思いました。

「今の医療というのは救急で運ばれるもの以外は役に立っていない」

ずばり言い切っていました。病院勤めをするうちに、何となく不信感のようなものが目覚めていたときだったので、そこから内海聡先生の本を一通り読み漁りました。

その著書の中で紹介されていた船瀬俊介さんも同じような活動されている方です。

ご本人は医療関係者ではなく「環境ジャーナリスト」と言われていますが、環境というだけに、この方の活動は幅広く、著書だけでなくＦａｃｅｂｏｏｋなどでも発信していますから、近年はかなり知られるようになっていますね。

当時、内海先生もＦａｃｅｂｏｏｋでよく発信されていたので、僕はそういうのも熱心に見るようになりました。メタトロンの存在を知ったのはそのＦａｃｅｂｏｏｋからでした。

メタトロンは簡単に言うと、量子波動機という名のとおり治療機器ではなく、細胞の波動を測る機器です。すべての生きものの細胞には、それぞれの臓器ごとの細胞の波動がありますから、その波動が正常な数値を示しているかどうかを測ります。肝臓なら肝臓の波動が荒れていたら、肝臓に問題があるということで、肝臓だけでなく身体全体のことを考えながら運動療法や食事療法（サプリメントも含む）による改善をはかるわけです。

なにしろ西洋医療の限界をつくづく感じていたときなので、「すごいな、こういうものがあるんだ」と思いました。それから2年後に治療院を立ち上げたときメタトロンを導入したのです。当時、岡山ではメタトロンを扱っている治療院とか病院はなかったので、岡山では第1号だったと思います。

身体の測定をする機器

メタトロンが最初に造られたのはロシアです。ソ連が崩壊してロシアに変わる時に、メタトロンの研究者たちがヨーロッパ各国へ亡命をしてしまった。メタトロンに類似した機械が３つ４つあるのはそのためらしい。亡命した方々がメタトロンを違う名前で市場に出したので、３つ４つになったということですが原理は同じようです。

ドイツで作られたのが「ニュースキャン」という機器で、それが岡山市内の薬局さんにあったんです。僕はまず、それを体験しに行きました。こういうものなんだ、というのを身体で実感しました。

そこから今度は、東京にメタトロンを使っている方がいたので受けに行きました。類似している機械ですが、受けた感想としても精度が全く違うことがわかりました。やっぱりメタトロンの方がすごいな、という印象でした。

その数年後、２０１７年に『量子波動機、メタトロンのすべて』という本が出ました。４人の先生方（内海先生、内藤先生、吉野先生、それからメタトロンを販売している吉川さん）の共著という形で出た本です。この本の出版記念講演会が、神戸の出版社「ヒカルランド」で開

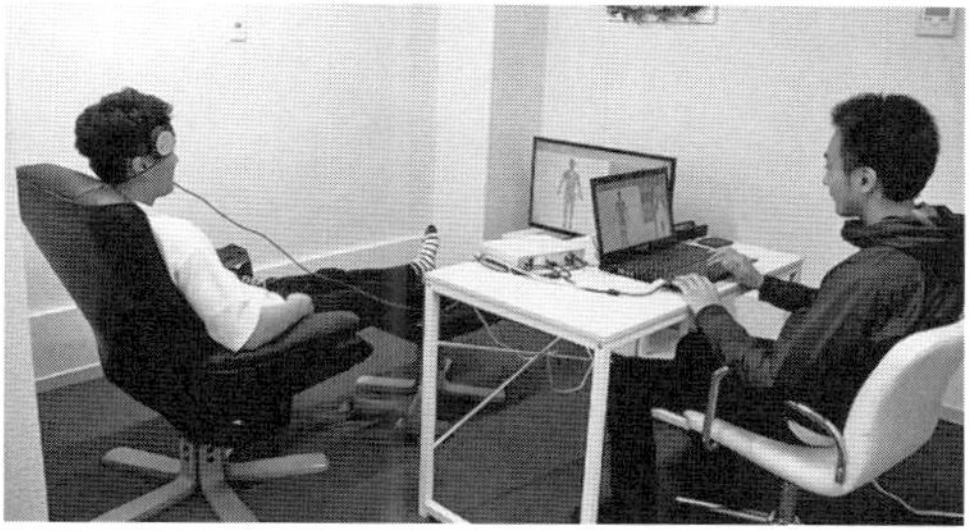

メタトロン

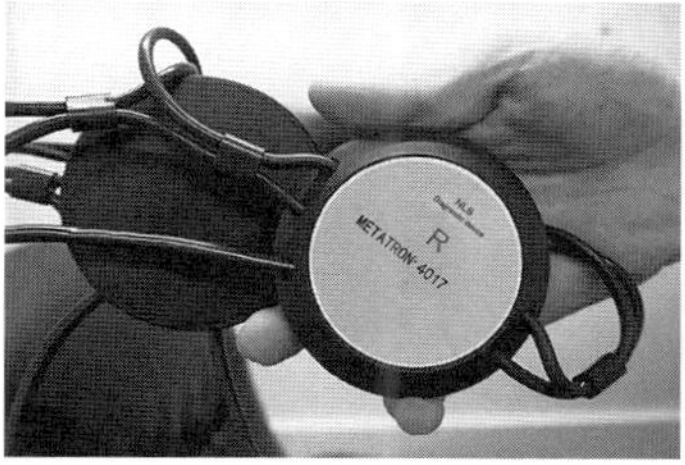

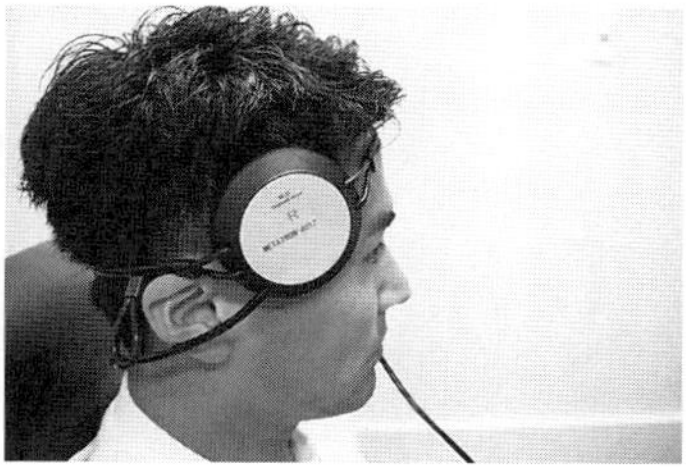

かれることを知り、僕はメタトロンだけでなく内藤先生にもすごく興味があったのでその講演会に行きました。

　メタトロンは治療機器ではなく、身体の判定をする医療機器で、検査の数字を見て生活習慣のアドバイスをしたり、運動指導したりするものです。西洋医学は人間の身体をパーツごとに診ていきますが、メタトロンは身体全体の各細胞から発する数値を診ていくものです。

　そのころ僕はもう病院勤務を辞めて、独立して治療院を始めようと考えていました。そして、その時には必ずこのメタトロンを導入しようと決めていたのです。

　それともう一つ、僕が決めていたことがあります。もし僕ががんになったり難病に罹ったりなったりした時は、内藤先生の病院に行こうということでした。それほど僕は内藤先生の考え方に共鳴し、尊敬もしていたからです。

２０１８年4月、病院勤務を辞めて一人で治療院を作りました。この本（『量子波動機メタロトンのすべて』）が出てから翌年です。当時、数百万円もしたメタトロンを購入して治療院で使うようになりました。

僕が惚れ込んだメタトロンとはどういう機器なのか、具体的なことを説明する前に、僕の長女のことを話しておきます。

長女が生まれたのは２０１８年の2月ですから、僕が治療院を始める2カ月前のことでした。誕生したときから異変を感じていましたが、精密検査の結果、プラダーウィリー症候群という難病でした。15番染色体の部分欠損による染色体の異常です。

２６００ｇで生まれましたが、哺乳力が弱いというのがすぐ分かりました。乳を吸えないんです。症状としては低身長で太りやすい、筋力が弱いなどがあり、軽度から中度の知能の発達の遅れというのがあります。個人の産婦人科で生れましたが、大きい病院に行って細かく検査してみたところ、何万人に1人とかいう難病でした。

6歳になった今、知能としては3歳ぐらい、身長は今小さくて１００㎝ほどです。治療院を始めた矢先、こういう運命を背負わざるえなくなったことに、僕も妻も悲しみましたが、私は娘の将来のために出来る限りのことをしてあげたい。その為にしっかり勉強していこうと固く決心していました。

娘のことで内藤先生のクリニックに通うようになって約5年になります。最初は東京の青山に通いましたが、その後、今は栃木県の小山市に移りました。年に1回は必ず行ってますが、オンライン診療とか電話診療というのは何ヶ月かに1回続けています。

難しい疾患ですから気長に続けていくしかありません。あとは娘が楽しく思い、幸せ感を感じられる日々の生活を続けていくことを心掛けています。

甲状腺の機能とかも弱いので、内藤先生のところではいろいろサプリメントを使ったり、とにかく日常の食事にはいちばん気をつけています。メタトロンは娘の体調などを測り、治療のヒントを考えるため使ったりします。

ただ何よりも大切なのは食事です。娘の身体によい食事だけでなく、家族の食べ物についてはまた別章で詳しくお話しします。

生命の神秘・不思議

メタトロンは体の細胞の波動を測るものですよ、と言ってピンと来る人もたまにいますが、半信半疑の人がほとんどです。ですから、うちの治療院に初めて来たお客様には、なるべく難しい言葉を使わないようにメタトロンについて説明しています。

今の西洋医学というものは「生物学、化学、物理学」という3つの学問で成り立っていますが、生物学と化学の話をしても、物理学というのはなかなか難しいので、きれいにすっとんでしまっている領域なんですね。

僕自身も物理学は苦手なほうですが、メタトロンについてはやはり物理学の原理原則を応用した機械なんだということをまず説明します。

人間には固有の音（周波数）が出ている。その周波数の数も決まっている。例えば爪には爪の周波数があり、目には目の、筋肉には筋肉の周波数がある。音もヘルツというものの数で決まっている。これは僕が勝手に言っているわけではなく、今から100年以上前にドイツ人のマックス・プランクがそのことを発見してノーベル物理学賞を取っている。

これは人間のだけじゃなくて、物体・物質もそうだし、食べ物にも全てであるということがわかっている。人間には、臓器を作るうえで正しいと言われている周波数の数があります。

メタトロンでわかることは、臓器が発する音（周波数）がどれだけ乱れているのかということで、その乱れを1から6段階で表しています。

例えばコップをコンコンと叩いて反響する音を拾ってみると、もしコップにひびが入っていたら音がちょっと変わりそうなのはイメージできますか？　もっとひびが入ったら音がもっと変わりそうなのはイメージできますか？

機械としては1から6という形で出てくるのですが、１２３という状態は本来持っている臓器と同じようなものなので、今その瞬間の臓器の状態は良い状態です。逆に４５６は機械が乱れと感知しています。

その周波数が計測部位のどの部分で共鳴しているか、共鳴していないかをヘッドセットが受け取って、その情報がパソコンの画面に画像で表示されるわけです。

メタトロンは6段階（サクラバージョンは12段階）の記号で測定結果が表示されますが、共鳴していれば2段階、非共鳴が大きくなるほど段階が上がって6段階が提示されます。6段階に近づくほど、非共鳴で、ノイズがある状態、エントロピーの拡散や周波数の乱れがあるということです。

このように説明すると、物理学がまったく苦手の人でも理解してくれます。しかし、どうして人間にそういう周波数があって、どういう時にそれが役立っているのかということは全くわかっていないのです。

船瀬俊介さんの本で書いてある推論によると、こういうことになります。精子と卵子が受精した細胞が、母親の胎内で分裂をくり返しながら、頭になっていったり、手になっていったり、足になっていったりします。それを命令しているのは誰ですか？　脳ですか？　いえ、脳みそよりも先にできていく臓器はたくさんあります。

赤ちゃんの手ができたり、目ができたり、顔ができたり、足ができたり、おそらくこの時に各細胞の周波数が役に立っているのだろう、と。

この船瀬さんの説明は、科学的根拠はわからないにしても、何となく理解できますから、僕はお客さんにもそういう話をしていきます。そもそも科学的なエビデンス（証明）というのは、新たな発見によって数年で変わったりしますから、科学は妄信できません。あくまでも認識の道具なのです。

そう考えてみると、船瀬俊介さんの周波数の説明は、生命の神秘・不思議議をわかりやすく説いているといえます。

食べ物にも周波数がある

食べ物にも周波数があるので、その人が持っている周波数と、例えばリンゴという周波数の形がよく似ていると、「合う食べ物」の欄に出てきます。

逆に、その人の周波数の形と全然形が似ていないとなれば、「合わない食べ物」が出てきます。

「合う食べ物」と「合わない食べ物」も人によって全く違います。

もし合う食べ物の方に、肉とか魚とか蛋白類の食べ物がたくさんある人というのは、今はどちらかというと、しっかりおかずを中心に食べた方がいいかもしれない、というアドバイスをします。

逆に、そのお客さんが合わない食べ物の方に肉とか魚がたくさん出てくるという場合は、今はちょっと玄米菜食系の食べ方をした方がいいかもしれない、というふうにアドバイスします。

もし合わない食べ物の方に、自分がよく食べているものがあったとしたら、「ちょっと控えめに、毎日食べてるんだったら3日に1回にするとか、4日に1回にするというふうな形にしてください」と言います。

つまり、食生活は「生活習慣」の中で大切な要素ですから、その人の身体と食べ物の周波数が合っていたほうがよい、ということです。

またメタトロンは、こういうミネラルが足りていないとか、こういう有害ミネラルが身体に溜まってるようだという予測も出てきたりします。だから、そのミネラルが多い食べ物とかサプリメントをお勧めします。

ヒ素とか鉛とかアルミニウムみたいな有害ミネラルの数値もメタトロンで測ることができます。その数値が異常に高いときには、もしかしたら有害ミネラルが身体に溜まっているかもしれないので、それを解毒するミネラルを摂取しましょう、と。

例えば、水銀というミネラルは、亜鉛とかマグネシウムをしっかりとっていると解毒されやすい。亜鉛はこういう食べ物に多い、サプリメントだったらこういうのがあります。マグネシウムでしたら緑の野菜、豆類や海藻類をしっかり食べてください、ニガリなども飲み物に入れてみたらいいかもしれません。また、エプソムソルトというマグネシウムの入浴剤がありますといった説明をしています。

生活習慣を改めるツール

メタトロンには、同調しやすい疾患という項目もあります、その時に必ず言っているのは、この機器は世界では50カ国で医療機器として認定されていますが、日本ではまだその認定がされていないという説明です。

ドイツではこういう周波数の機器が保険診療で使えたりするようになっています。

おそらく日本では5年、10年先も医療機器になることはないだろうと僕は勝手に思ってます。メタトロンで疾患の予測ができたとしても、病気を診断したりする機械じゃないですよ、と念を入れて説明するわけです。

ただ、あなたの今の状態を見て、こういうことを楽しんでやってみよう、こういうことはやらないでおこうというように、生活習慣を改めるためのツールとして使ってもらったら僕は嬉しいですという話をしています。

血圧を測ると、同じ日でも時間によって変化します。興奮して息切れしていたり、走ってきてすぐ測れば血圧は上昇します。それと同じことで、こういう機器類は、その瞬間を測っているものですから、その瞬間リアルタイムで出るけれど、次の瞬間また変わっているかもしれないということです。

それでも長く患っている疾患、例えば糖尿病だったとします。メタトロンで測ると、糖尿病に特徴的な波形が現われます。なぜかというと、メタトロンがロシアで開発されたときに何万人、何十万人という人のデータが記録され、糖尿病にはこういう特徴的な波形があると設計されたからです。

ですから、もしあなたが糖尿病を患っていたら、その疾患の特徴的な波形が一番上に出てくるわけですが、イコール糖尿病という診断はくだせないのです。医療機器の認定がないのだから、疑いはもっても診断をくだしてはいけない、ということです。しかし「その疑いがありますから気を付けて」というアドバイスはできます。

近年、西洋医学では「早期発見が大事」とさかんに言われます。高血圧は１４０から気を付けてなどと言うことで、そのために、１４０そこそこで降圧薬を医者の言われるまま飲み始める人が後を絶たないのですが、これこそ医者のぼろもうけというものです。

早期発見といえば、メタトロンもそのために開発されたという経緯があります。

アメリカとロシアの冷戦時代、宇宙飛行士の健康維持とか病気の早期発見を目的に造られたとも言われています。とくに無重力の宇宙空間の中で、宇宙飛行士の健康維持は難しいですから、病気になる前のサインを何か見つけようということでロシアが国を挙げて国策で作った機器だったということです。

僕もそういう観点から、メタトロンは疾患の早期発見の診断はできないにしても、健康維持・管理のためには非常に有益だと思い、治療院開設のときから導入したわけです。

健康診断の代わりに活用

ここで、メタトロンを活用してから5年になる岡山在住の柴田久美子さんを紹介します。知る人ぞ知る「日本看取り士会」を創設した彼女は、その指導や講演などで全国を飛びまわっています。その合間にも大学に通って勉強したりするエネルギーには感心しますし、彼女のお話しを聞いただけで、その多忙ぶりがわかります。

責任の重いお仕事をされているので、健康管理には人一倍気を使って、だいたい2週間に一度、当院に来られてメタトロンの測定を受けています。

ある日、僕は柴田さんに率直に尋ねました。彼女は数えきれないほど講演をされてきただけに、お話が上手ですし、自分の考えをはっきり述べる方なので、今後の参考にしたかったのです。

「メタトロンを使われて良かったなと思う点を教えていただけないですか」

するとと、彼女はおよそ次のような感想や意見を語ってくれました。


「そうね、まず良かったなと思う点は、とにかく身体全体を見てもらって安心することですね。前回調子悪いなっていうところがあった時、たとえば今だったら胃が赤く出てたんですけど、前回も出てたんですけど、そういう時は意志的に食事コントロールができる。そして一番適切な漢方薬を飲むんですよね。その時々の具合にもよるんですけど、ちゃんと良くなっているというか安心できるので、自分の身体に自信が持てる。それが一番大きなメリットかな」

この後、こんな会話が続きました。

「私には役立っているけれど、メタトロンという機械は全然まだ広まってはいないですね？」

「残念ながら、そうですね。保江先生がちょっと本に書いてくださったりしているので少しは広まってきましたが……。でも世の中に認知される数字というのは10％を超えないと、すごく広まったという感覚はないですから。好きな人は好きだし、興味がない人は全く興味がないという分野なんです。もし興味がない方にもメタトロンの良さを話すとしたら、どんな良さがありますか」

「健康診断の代わりに受けてって、私は言うんですよ。健康診断のために病院に行くのは大変じゃないですか。特に忙しい人は、予約を取って、仕事を休んだりして、半日以上時間を費やすこともあるでしょ。その点、メタトロンで判定を受けたら自分の体調を知って、健康管理に役立つでしょ。そういう手軽さがメタトロンの一番良いところかな。あとは続けるか続けないかは自分の判断ですね」

「初めてメタトロンを受けて、身体の悪いところに赤色マークとかが出るのを見ただけで怖いと思う人もいるのです。そういう警戒感があるんですね」

「あはは、そのようですね。私は最初からそういう警戒や心配はなかったですけど。だから私は、そういう心配性の強い方には強いてメタトロンをおすすめはしないですけど、気楽に一回は行ってみたらみたいな言い方はします」

「最初の方には簡単にメタトロンの説明をして安心感をもってもらうのですが、それでも判定の画面に内臓が出てたりとか筋肉が出てたりとか、あとは色がついたりっていうのですごくびっくりはされるんです。でも、すぐそれに慣れると、体調がちょっとおかしいので、またちょっとやってみようかな、という気持ちにはなりますよね」

「そうね、やってみると、これからここに注意しなさいよ、というような注意喚起をしてくれるじゃないですか。それも私は嬉しいなと思って5年経っています」

「メタトロンの使い方がよく分かってきたんですね」

素直に実行できるかどうか

柴田さんの他に、もう2人、メタトロンを長く続けられている方がいます。その方たちに共通しているのは、気持ちよく使われてるなということです。

「今日はここが悪い気がするとか、いつもとここが違うとか」、メタトロンと対話する感じで自分の身体の微々たる変化を感じています。機械に依存するわけでもなく、僕に依存するわけでもなく、人任せにすることもなく、メタトロンが示す数値を読み込んで、身体の細胞の声を聞いているわけです。

「今のあなたの身体にとってこの食品はNGですよ」

そういった答えがメタトロンから出てきます。その人の好物の食品がNGになったとしても、食べるか食べないかは、その人自身の判断にかかっています。こんな機器の言うことは信じられないと思う人は食べるだろうし、しばらく食べるのを控えようと思う人もいます。要するにメタトロンを参考にするかしないかは、その人自身ということです。

むろん僕は、「いまは素直にNG食品を控えましょう。少しの我慢をするだけで、病院行くよりいいですよ」とアドバイスしますが、はたしてその人が、アドバイスどおりするかどうかまでわかりません。

自分の身体の声を聞ける達人ともなれば、この機械の助けは必要ないでしょうが、はっきり言って現代医療の現場において、顔色を見たり聴診器を当てたりしてズバリ診断できる医師はほとんどいないと思います。なぜなら、大病院になるほど医療機器に頼るようになっているのが現代医療の現状だからです。だからこそ、精密検査や血液検査をする前に、メタトロンで細胞の声を聞くというのは一つの方法として優れていると僕は確信するわけです。

実際、メタトロンを続けられている方は、自分の身体に敏感になって、やっぱり自分で何とかしようという気になっている人も多い。本人にその気にさせる、というのがこの機械のいいところなのかなと思います。

今の西洋医療では「自然治癒力」はNGワードになっています。その理由は言わなくてもわかると思いますが、自然治癒力で治るなら医師は不要になるからです。僕自身仕事がなくなります（笑）。

それと同じことで、メタトロンから身体の不調を知らされても、自分の意志で改善の努力をしていかないと、良くなりません。そして、あるはずの自然治癒力は下がるばかりです。自然治癒力というのは、言いかえるなら、身体の細胞の声を聞く力と言えるかもしれません。その声を聞いて、素直に実行・努力できるかどうかにかかっている。その実行を継続することで（自然）治癒力がはたらき、健康は維持されるわけです。

「健康が一番」と言いながらも、お酒は飲む、煙草は止めない、暴飲暴食も止められないという人が世の中に多すぎるから、医療界は繁盛するわけですね。

そう言う僕自身も医療界の中で生活させてもらっているわけですが、メタトロンを活用するようになってからは、ますます治療ではなく予防医療の方へとシフトしていくようになりました。予防医療の究極は、医者いらずの身体をつくることです。

私はメタトロンが予防医療のツールとして、また健康維持・管理のツールとして医療界に普及していくことを願っていますが、メタトロンに惚れ込んで販売会社を設立した吉川忠久さんは、著書の中で、次のように書いています。

「医療関係の国家資格をもっている人を中心に販売しています。内科医、精神科医、歯科医、柔道整復師、鍼灸師、そして獣医などです。

とくに柔道整復師や鍼灸師、整体師のお客様が多いです。その他、カイロプラクターやカウンセラーの方もいます。柔道整復師や鍼灸師の治療院は増加する一方なので、とくに柔道整復師や鍼灸師、整体師の利用者が多い。

メタトロンは患者さんに生活習慣のアドバイスをアピールする強みになっていると喜んでもらっています。

中略。

現在、量子コンピュータの開発も進んでいるし、あと5年もすれば、『周波数のデータを集積して』というのは常識になるのではないかと思っています。

医療でいえば、やっぱり人が知りたいのは病気や不調の原因です。とくに身心の不調を訴えるお客様は、その不調になっている原因を知りたいわけですが、西洋医学では、対症療法が基本なので、メタトロンに限らず『原因を探る』ということが、今後の医療のテーマになっていくと思います」

吉川忠久さんが書いているように、「原因を探る」ということは予防医学の基本です。

第4章

自分の身体と向き合う

健康情報に左右されないために

現在、様々な食事療法があります。テレビや雑誌、ネットなどでも様々な健康情報であふれかえっています。

例えばテレビで納豆が体にいいとか、トマトを食べると血圧が下がるとか言われると、次の日スーパーで納豆が売り切れになっていたり、トマトが売り切れになってしまっているという状態になっているそうです。

このような食事療法や健康情報に右往左往されないために必要なことというのは、その食事療法や健康情報が自分の身体にとって本当に合うのかということを第一に考える。これが大切になってきます。

つまり、「食事療法と向き合うのではなく、自分の体と向き合う」ということです。

テレビで、「これはいい」と言われているものがある。まずは自分の体で試してみる。食事療法は、お薬のように、すぐ何かいい反応が身体に出るという即効性はありませんが、1週間、2週間、1ヶ月と続けてみて「確かにテレビで言われているように、自分にもいい反応が出ているな」と思えば続ければいいと思いますし、「あんまり変わらないいな」と思えば、やめたらいいと思います。

食事の習慣というのは長きにわたって出来上がったものなので、これを変えていくということは、誰にとっても大変で苦しいことかもしれません。しかし、1週間、2週間、3週間と続けていくと、それが習慣になってくるので、その苦しさも少しずつ楽になってくるものだと思います。

「夢は叶わない。なぜなら期限がないから。期限をつけると夢ではなく目標に変わる。目標だと叶うことができる」。

何かの本で読んだ一節ですが、食事療法で身体を変えよう思った方にも、これは当てはまると思っています。

例えば身体を鍛えてマッチョになりたいという男性のお客様がいたとします。しかし、誰もが認めるほどのマッチョになれるのは1割もいないのではないか、と思います。

でも、3ヶ月後に結婚式があります。その3ヶ月で8キロ痩せたいですというお客様は必ず達成することができます。これは前者は夢になっていて、後者は目標になっているからだと思います。

明確な目標がなければ中途挫折しがちですが、続ける強い意志があるかどうかというのもかかわってきます。言い方をかえると、「自分と向き合う」という姿勢があるかどうかということです。

他人にどう思われるかを気にしている人で続いている人はいない。人に見られることを気にするようではダメだということです。

ボディビルダーになるのを目指す男性と話してみても、「そんなに筋肉をつけてどうするの？」と言ったところで、他人の目はまったく気にしないでトレーニングに励んでいる。

ボディビルダーのような筋肉もりもりをカッコいいと見るかどうかは人様々です。

いずれにしろ物の考え方ひとつで、キン肉マンの身体をつくりあげることができるわけですね。強い意志（心・考え方）がまずあって、身体がつくられていく。

自分を超えたいという意志があって、鍛錬を続けていくなかで、「心技体」が統一されていくというイメージですね。

イチロー選手がイチロー選手になれたのは、「自分と常に向き合い」、たゆみなく自分を超えたいという意志が続いたからだと思います。

第一歩は「患者さんとの信頼関係」

現役を引退したイチロー選手は、いろんな人に野球を教えている様子がＹｏｕＴｕｂｅに出ています。少年時代にもどったように、いかにも楽しそうに野球を楽しんでいる。

プロとして20数年間の現役生活で、「一回も楽しいと思ったことはない」と語っていたというのは有名な話です。数々の輝かしい記録を打ち立てたレジェンド・イチローだから言える言葉だといえますが、「楽しいと思えないほど」に自分を鍛え続けていたということでしょう。

ある時点になった頃、おそらくアメリカのメジャーに移籍したときから、イチロー選手はイチロー選手を超えようと精進努力をしていった。そしてメジャーでも記録的な成績を打ち立てるにつれて、イチローはイチローを突き抜けたような感じがします。つまり、レジェンドとしても恥ずかしくない記録を打ち立てたイチロー選手は、「イチローがイチローを育てる」というような感じでファンの期待にも応えていったということです。

「一回も楽しいと思ったことがない」というのは、ファンの期待に応えようとするイチロー選手の誠実さと言ってもよいかもしれません。

一流のプロのアスリートというのは、自分を常に超えていくことで記録を残していきますね。

Aという目標に到達したらBへ、Cへというのが次々出てくるから、そこにチャレンジして達成することに喜びを感じる。イチロー選手にもそうした喜びはあったはずだろうと思うわけですが、「一回も楽しいと思ったことはなかった」と断言するところが彼らしいと言えるでしょう。なにしろイチロー選手が取材に応える言葉は、哲学的で意味深いので、「イチローの言葉」として何冊かの本にもなっている。たとえばこんな回答も。

「好きな言葉と言われると、すぐに思い浮かびません。ただ、嫌いな言葉ならあります。『成功』。この言葉は嫌いです」（『この一言が変える　イチロー思考』より）

自分が目標を持ってそこに到達したら成功と思うのが普通ですが、目標が永遠に続いていたら「成功」などと安易に言えない、というのがイチロー思考なのでしょう。

この成功という言葉は、私たち治療家にとっても無いのに等しいと思っています。なぜなら、病状を直すのは患者さん自身であり、私たちはサポート役にすぎないからです。たしかに症状などが改善すれば治療家として何よりもうれしいことですが、成功（改善）を呼び寄せたのはあくまでも患者さん自身なのです。この点は、強調しすぎるほど強調しておきたいことです。

日本人のほとんどの人は、病気になったら病院で医師の診断を受け、処方箋の薬をもらって「治った」り「悪化した」り、あるいは病院を転々として一喜一憂するのが現状です。とにかく医者任せで病気が治ると思い込んでいます。

私たち治療家は、そうした思い込みを変えてもらうことから始めます。病気や症状の多くは、それまでの生活習慣・食習慣に由来しているのがほとんどなので、まずは日常の生活・食習慣を改めようということが第一歩なのです。そのためにも「病気を治す」のは自分自身であるという考え方が重要なポイントになるのです。

「体癖」というのは文字通り、生まれ持ったもので変えようがありませんが、物事の考え方・意識を変えることは誰にもできることです。自分の病状は、薬に頼らず、食事や運動で治していこうと思ってくれたなら、それはとりあえず、私たち治療家と患者さんとの信頼関係が築かれた第一歩です。

食事指導で劇的に変わった事例

当院にはよく友人知人をはじめ患者さんからも紹介があります。以下の文章は患者のAさんからＬＩＮＥで送られてきたものです。長いので少しだけ要約します。

――サッカーの審判仲間の20代半ばの男の子（Ｂ君）が原因不明の症状に苦しんでいます。岩田さんに見てもらうことで、何か改善するきっかけになればと思いました。

以下、時系列で教えてもらった内容です。

今年1月頃から3月まで両膝に力が入らず抜ける感覚。
残業が急に増えて疲労かもと思ってましたが、土日ずっと休んでも膝が抜ける感覚は治らず、その間もフットサルや審判員などの活動していましたが、特にプレー中の違和感はなかったです。

4月から7月、症状は若干おさまり、そこまで気にならない程度になりました。
(力は少し抜けている状態、普通に運動もしていました)。
8月は、3月頃と同じ程度の力が抜ける。
感覚がそこから悪化し、上旬にベッドから立ち上がるのが少しおっくうになるほど脱力があり、初めて病院に行き、ＭＲＩなど取りましたが、全く異常なし。

お盆をはさんで少し回復しましたが、お盆明けから再び悪化。

８月末。表町商店街から店前を20分ほど歩き10分ほど立ち止まった際に大きな脱力感を感じ、慌ててベンチに座り込む。

15分ほどかけて帰宅するも、終盤には辛さを感じるほどの脱力感。

最初は疲労かと思っていましたが、両膝のみ疲労するのもおかしな話で、整形外科の先生も困り果てていました。

それから、整形外科の先生はメンタル的なものなんじゃないか、と心療内科を勧められました。

その後、私は直接電話で彼（Ｂ君）とお話をしましたが、言っていることは一緒でした。

膝の上の脱力感、それからふくらはぎから足裏までの痺れがあり、整形外科に行ってＭＲＩをとったが異常はないとのことでした。

彼は色々なところに行っていました。病院にも行きましたし、鍼灸治療を受けたり、整体に行ったりしても、何一つ変わらないということでした。

私は運動や整体でアプローチしても、最初は何も変わらないと思いました。そして食事の問診を細かくとっていました。

簡単に言うと、朝は菓子パンとエナジードリンク、お昼は外食。晩はスーパーに行って惣菜、おにぎりを買ってビールを飲む。一人暮らしでした。

明らかに食事が問題

Aさんから寄せられた相談内容を読んで、私はすぐにB君は毎日の食事に問題があると直感しました。

まもなく、Aさんから紹介されたB君が当院に訪れたので、私は問診する前に、食事療法について、彼に次のような簡単な説明をしました。

食事療法には、血液検査を基にアプローチするオーソモレキュラー療法というものがあります。血液検査のデータは基準値で見ます。基準値は95％の人がその値に入っているというものなので、すごく幅広いです。

お医者さんはそこの値に入っているかどうかということを見ています。入っていなかったら5％のイレギュラーに入っているということで、もう1つ検査をします。

それで病気を診断するのがお医者さんの役目です。

でも、オーソモレキュラー療法は基準値ではなくて、その血液検査の理想値を出しています。理想値から高いと、これが足りないじゃないか。低いと、こういう原因があるんじゃないかというのを、科学的にアプローチしています。

「ところであなたの症状は最近なの？」と聞くと、

「ここ1年くらいですかね」とB君。

「えっ、そんなに長い間……」私は唖然としました。

「あなたは会社の健康診断で血液検査をとっているよね。それを教えてもらえる？」と言ったら、「ある程度大まかなものはとっています」とBさんは言い、最近受けた健康診断の血液検査を見せてくれました。

血液検査は、ＡＳＴ・ＡＬＴという値がありますが、それは基本的には肝機能の値を見るもので、理想値はどちらも20です。

それが高いと、脂肪肝とか肝機能障害ですと言われ、それが低いと、タンパク質不足とビタミンB群の不足を表します。ガンマＧＴＰとかも低いとタンパク質不足を表します。B君はＡＳＴ・ＡＬＴもガンマＧＴＰの値も低くかったのです。ほかの細かいチェックリストにも全部が当てはまりました。

要するに、Aさんの話を聞いた段階で私が直感したように、B君の場合は、食事が悪くて、タンパク質とビタミンB群が足りないというだけなんです。実はこうした例は独身の若い人にとても多いのです。

B君は、耐えられないほどの虚脱感という症状でしたが、タンパク質不足とビタミンB群不足になると、体の強烈な疲労感だけでなく、悪夢を見るとか、口内炎ができやすくなるとかいった症状も現れます。

私はB君にそんな説明をしてから言いました。

「あなたの場合は、運動や整体をしてもダメなんです。食事が先なんです。食事療法でゆっくり直していきましょう」

食習慣から変える食事療法

B君の場合は、週に一回は体の状態を見るので来てもらうことになり、その間は電話でも毎日の食事の内容についてアドバイスしていきました。今は、和食中心の食習慣に変えていくことが先決だからです。そして週に一回来院したときには、スタッフに整体をしてもらいました。

毎日の食事については、朝昼晩のメニューを変えてもらいました。

彼の朝食は、菓子パンとエナジードリンクでしたが、ご飯は必ずスーパーで押し麦かもち麦を買って、麦を混ぜたご飯にすること。また、味噌汁も作るようにと言いました。味噌汁の具には、海藻とか豆腐とか、マグネシウムというミネラルをたくさんとってもらう。さらにお肉、魚卵、納豆どれでもいいので朝食からタンパク質をとるようにと。

昼食は外食だったので、できるだけ和食メニューを選ぶこと。

夕食はスーパーに行って惣菜、おにぎりを買ってビールを飲む。一人暮らしでそのパターンを数年も続けていたというのです。これでは身体が悲鳴を上げるのは当然でしょう。

晩ご飯も自分でちゃんと自炊して、お惣菜ではなく、自分でできるだけ和食料理するようにとアドバイス。最初のうちは面倒に思っても、続けていくうちに習慣になり、そのこと自体、自分の身体の健康を意識するようにもなるからです。いまはネットで検索すると、料理レシピもたくさん出ていますから、食材の調理法を学ぶのも食事療法の一環として大切なことと思います。

昼から晩まで7～8時間空くので、その間にプロテインをとってもらう。

プロテインについては、牛の乳からできている由来の乳たんぱくがあります。それから豆類からつくられたのも種類が豊富です。最近流行っているコオロギのプロテインというのもありますが……。

プロテインでは卵三つ分ほどのタンパク質を摂取できます。一日のタンパク質の量は体重65kgで65ｇが必要と言われていますが、B君の場合は体重の1・5倍、約90ｇを超えるぐらい取ってくださいとアドバイスしました。

この量は一般の健常者にはちょっと多めですが、食事を治療と考えると、ちょっと極端なことをしないとよくならないからです。

「そんなのでよくなるのですか」

B君は信じられないといった表情で何回も聞くので、

「騙されたと思って1ヶ月まず頑張ってみて。とにかくこれまでの食習慣を変えないと治らないよ。1ヶ月というのは長い時間に感じるかもしれないけど、何年もかけて身体を壊したのだから、それぐらいするのは当然ですよ」と私は応えました。

食生活の荒れが根本原因

何もかも便利な現代社会において、Ｂ君のような症例は決して珍しいことではありません。Ｂ君の家庭環境が特別だったわけではなく、大学卒業後に岡山の実家を出て一人暮らしになって３年目。実家にいた頃はごく普通の家庭料理（和食）で、今のような症状はまったくなかったと言います。一人暮らしになっても、自分で料理する人もいますが、男性の場合はとくに食生活のバランスを崩す人が多いでしょう。

Ｂ君が食事療法を始めて10日ちょっと経った時に、「一番きつかった時の症状を10とすると、今どれくらい？」と尋ねました。

すると彼ははっきりと「４くらいです」と応え、続けて明るい声でこう言いました。

「しびれが少しあるんですけど、脱力感がほとんどなくなっています。目に見えて効果が出て、本当に驚いてます。疑っててすいませんでした」

「よかったね。毎日きちんとやってるの？」

「やってます。これからも続けます」とＢ君はきっぱり断言しました。

食事療法が難しいのは、本人の強い意志が求められるからです。治そうという強い意志がないと続けられないし、また「こんなので治るのか？」と疑ったら実行しません。

幸いB君の場合、性格がとても素直で真面目だったので、私の言葉を信じて実践してくれたのです。私から言われたことを全部きれいにやっていたようですし、人との約束事は必ず守ることができる好青年だと思いました。

食事療法から2週間ほど経った時でした。

「1時間は楽に歩けるようになりました」とB君からの電話。

「そう、よかった。運動はそこからだよね」と私。

「わかりました。これからもご指導のほどお願いします」とB君。

私が開院した当初は、こうした食事療法はまだ取り入れていませんでした。当時はまだスタッフは一人もおらず私一人で時間的にも余裕がなかったせいもありますが、そもそも治療院で食事療法もするというのは一般的ではなかったからです。

一般的ではないといえば、ほとんどの病院でもそれは同じことです。大きな病院になると内科・外科の中にさらに細かく科がわかれていますが、「食事療法科」なんていう科は存在しません。だからでしょうか、多くの医師は自身の科の専門的な治療に専念するだけで、食事の細かい指導やアドバイスをしないのが普通です。アドバイスするとしてもこんなビタミン剤を飲むといいですよ、という程度のことではないでしょうか。

こうした現状は、私が勤めていた病院でも疑問に感じていたので、治療院を開院したら人の心身をもっと総合的に診ることができる治療家になろうと思っていたのです。それがなかなかできなかったのは、先に述べたように、私一人で何かと余裕がなかったからです。

繰り返すようですが、B君のような症例は珍しいことではありません。その根本原因を辿っていけば、食生活の荒れがかなりのウエイトを占めているのです。腰が痛い、頭が痛いといった表面的な症状を見ただけで、治療をしても、同じことを繰り返すばかりです。

最悪の場合、心療内科に行って、医師が処方する薬を飲み出して、その薬がなかなか効かないというので、薬の種類も量もがどんどん増えていってしまった。その患者のメンタルが落ちた時に自殺しましたなんてことも可能性としてはありえます。

こういう話はみなさんの周りでもよく聞くのではないでしょうか。

和食に多いマグネシウム

昔の日本人の食事、和食が良いと言われる根拠のひとつとして、マグネシウムというミネラルが多い食べ物が挙げられます。蕎麦、海苔、ひじき、豆、五穀、米、豆腐、抹茶、ごま、わかめ、野菜、魚、椎茸、果物、とうもろこし、納豆、芋、柿、昆布など、和食の定番食材にマグネシウムが多いことがわかっています。

食品として摂取したマグネシウムは主に小腸に吸収され、大腸を通り便として排泄されます。摂取量が不足すると、腎臓でのマグネシウムの再吸収が促進されたり、骨からマグネシウムが放出されたりすることで、マグネシウムの血中の濃度を一定に保っています。

またマグネシウムは３００種類以上の酵素の働きを助け、エネルギー産生機構に深く関わっているだけでなく、遺伝情報の発現や神経伝達などにも関与しています。さらにまた、カルシウムと拮抗して筋収縮を制御したり、血管を拡張させて血圧を下げたりする作用もあります。

国立がん研究センターの研究によると、いま日本人の死因で多い脳血管障害や心筋梗塞といった心疾患になりにくいということがわかっています。健康的に長生きがしたいという方は、いわゆる欧米食というよりは和食を意識した生活をされていた方がよいでしょう。

しかし現在の若い世代はとくに和食とは真反対の食事、ハンバーガーやホットドッグなどファーストフードを取る人が多くなっていることは明らかです。たしかにお手軽でおいしいものなので私も若い頃はよく食べましたが、いまは、よほどのことでない限り食べることはありません。

幼いころからこういう食事に慣れてしまうと、和食の本当の味わいがわからなくなります。いまや和食は世界の健康食とも言われているのに、行末が案じられます。

その一例として卑近なのが「沖縄クライシス」です。この話をするのは沖縄県民には悪い気がしますが、和食のすばらしさを語る事例として挙げざるをえません。

沖縄クライシス

沖縄は長い間、世界的に長寿の島として知られていました。

5年ごとに行われる厚生労働省の調査によると、沖縄県の男性の都道府県別平均寿命は1985年に1位、1995年に4位でした。それが2000年には一気に26位にまで転落してしまいました。

一方、女性は1985年から2005年まで都道府県別平均寿命1位を維持していましたが2010年には3位に転落。男性も落ち続けてしまい2010年には30位となってしまいました。

医学・栄養学関係者は、この健康長寿沖縄の急速な崩壊を「沖縄クライシス」と呼び、その原因究明に乗り出すことになりました。

現在、特に問題とされるのは、高齢者を除いた時の沖縄の平均寿命の短さです。65歳未満の中高年に限れば2005年に全国1位の短命県となっています。それでも2005年の時点で平均寿命が全国25位にとどまっているのは、それを押し上げている長寿の高齢者の力によるためです。

現在の沖縄の平均寿命を押し上げてくれている高齢者がなくなれば、沖縄全体で平均寿命最下位の県となることでしょう。

かつての沖縄が長寿であった理由について、次のように報告されています。

65歳以上の高齢者に限れば、平均寿命は、沖縄クライシス以降でも男女ともに全国1位を保っています。それは、65歳以上の高齢者は伝統的な沖縄の食生活や生活習慣を現代に至るまで守って生活しているためだと考えられています。

その伝統的な食習慣や生活習慣とは、以下のようなものです。

戦前の沖縄の食事は非常に質素で、主食で白米を常食する人は稀で、多くは繊維質が豊富な芋であった。それから温暖な気候で、漬物のような保存食を作る習慣がないため、塩分摂取量が少ない。

次は、豚の「蹄《ひづめ》と鳴き声以外はすべて食べる」と言われるホールフード（まるごと食べる）という食習慣です。野菜や海藻、豆、豆腐などといったマグネシウム食品をよく食べている。そして腹８分目の食事などがあげられています。

こうした食習慣ががらりと変わったのは終戦後でした。アメリカの占領下となった沖縄には、米軍の軍用食料から供給されたコンビーフなどの肉加工品が大量にもたらされ、急速に食の欧米化が進みました。ハンバーガー、ホットドッグ、ピザ、タコスといったファストフード的な食べ物が、日本本土より早い時期から普及したのです。

ちなみに、１９６３年に東京銀座にマクドナルドが進出しましたが、それより8年も早く、ファストフードのＡ＆Ｗが沖縄でオープンしています。

アメリカ的食品は、高カロリーで悪質な油を使ったジャンクフードに結びつきます。

肥満大国のアメリカを見れば容易に想像がつきますね。こういったアメリカ的な食文化が根付いた沖縄では、特に若い世代に大きな変化をもたらし、昔ながらの沖縄料理を食べる機会が減っていきました。戦後に生まれた世代で、現在60歳以下の人たちは、子供の頃からこのような食料環境で育っています。

沖縄県民の脂肪摂取量は全国に比べて約5％も多いとのことです。他県では、お酒を飲んだ後の締めの食べ物は、通常はそば、うどん、ラーメンなどなのに対して、沖縄県ではステーキなのだそうです。

ところで、沖縄県民の脂肪摂取と中高年の早死にに関しては異論もあるようです。特に、低糖質ダイエット、いわゆる糖質制限の有効性を主張するグループからは、「高脂肪食が原因であるならば、心筋梗塞や脳梗塞などの動脈効果性疾患による死亡が増えるはず。しかし、実際には増えていない。沖縄の中高年の死亡率が高いのは、アルコール多飲による肝疾患や自殺のためで、高脂肪食とは関係がない」との反論が出ています。

現在、日本人の平均寿命は順調に伸びています。２０１６年に発表された２０１５年の日本人の平均寿命は、男性が80歳、女性が87歳、いずれも過去最高を更新しています。ただし国際比較では２０１２年以来世界一位だった女性が香港に抜かれて2位。男性も４位にまで順位を下げています。

もし沖縄で起きていることが日本全国に波及したら、一体どのようになるのでしょうか。ジャパンクライシスに突入するかもしれません。

和食がやっぱりベスト

数年前にＭＥＣ《メック》食というのが流行りました。いわゆる糖質制限食の極端なものです。ＭＥＣとは、Ｍのミート＝肉、Ｅのエッグ＝卵、Ｃのチーズを略したもので、炭水化物類は一切食べず、高タンパク質のものしか食べないという極端な食事の在り方です。

私の周りにはそういう極端な食事を取る人はいませんが、一時はその類の本も出回っていたように記憶します。育ち盛りの子供にＭＥＣ食をさせているということもあるそうですが、恐ろしいです。

食事については、いろいろな考え方があり、菜食主義者（ベジタリアン）にしてもいくつかにわかれ、究極のビーガン（完全菜食）という人たちがいます。ビーガンの人は信仰上や信念からそうしている人がほとんどなので、私は何も言う資格はありませんが、ビーガンの真反対といえるＭＥＣ食については大いに疑問を覚えます。

人は食べ物から出来ている。身体の細胞はさまざまな栄養素やミネラルを必要としていますから、バランスのよい食事がいちばんです。その意味で食事について私は偏った考え方はしていません。健康的に長生きをするという視点だけで言えば、タンパク質も炭水化物も取り和食中心の食事に心掛けるのがいちばんだと思います。すなわち糖質制限とかＭＥＣ食というのは論外ということです。

日本ではまだ糖質制限が流行っていますが、アメリカではすでに論外の対象のようです。肥満の人が多いアメリカで、アトキンスという医師が糖質制限でダイエットできると唱えたことが始まりです（アトキンス・ダイエット）。

ところが、10年、15年、20年単位で追跡調査をしていくと心筋梗塞で亡くなる人の割合が強烈に増えているというデータが出たんです。極端な糖質制限によってミネラルのマグネシウムが不足して短命になったということでした。

脳と心臓にたくさんあるマグネシウムが不足すると、心筋梗塞と脳梗塞になりやすいというが通説ですから、ダイエットよりも命が大事ということになったのでしょう。

日本はだいたいアメリカの20〜30年遅れで何かが流行ったりするので、未だにこんなふざけた糖質制限療法がなくならないのでしょう。

当院にも、ダイエットを希望する人がよく来られます。

「1カ月で6キロ痩せさせてください」と言われるお客さんもいます。一番すごかったのは「3ケ月で15キロ痩せさせて」という女性もいました。もうすぐ結婚するので、ということでした。

肥満の方のダイエット自体、私は否定するものではないので、「わかりました。でもそのかわり、私の指示に絶対したがってください。短期間でやせるには糖質制限しないといけません。３カ月間は守ってください。それでいいですか」と言いました。結婚式を間近に控えた女性は必死でしたから、たしかに痩せました。

「３カ月で15キロやせる」というのも治療というなら、治療食としては糖質制限もＯＫです。これじゃないと食事でのダイエットは無理だからです。

しかし、健康的に生きようと思うならそれを続けるのは止めたほうがいいと、私はこうアドバイスしました。

「ゆっくりと、しっかり糖質をとる生活にもどしください。そして体重があまり増えないようにするためには、運動とか食事量とかで調整してください」と。

ダイエットのためだけでなく、糖質制限を一概に否定できないのは、女性の場合、貧血の人が多く、不定愁訴というのも貧血が絡んでいたりするからです。20代、30代、40代ぐらいの女性の中で生理痛、生理が一定でなくて、頭痛が強烈にあるというのも貧血が絡んでることが多い。

貧血の人には鉄分不足に一因ありますが、鉄分はタンパク質とセットじゃないと身体に入ってこない。だから糖質食をひかえ目にしてタンパク質をしっかりとった方がいいということになります。

先ほど紹介したB君の場合でも、治療として考えたら、たとえば玄米菜食と糖質制限のどちらを続けたほうが短期間で結果が出るかとなると、糖質制限の方が明らかに早い。

しかし、だからといってそれをずっと続けましょう、ということにはなりません。

それは絶対に違います。体調が良くなってきたらバランスの良い食事に戻していく。そして、しっかり糖質もタンパク質類も取り、白米よりは麦ご飯とか雑穀米とか玄米とか、マグネシウムが多い海藻とか豆腐とか緑の野菜とか、そういったものを取った方がいい。いわゆる和食がやっぱりベスト、１００％そう言えます。

これが食事に関して私の基本的なスタンスです。

糖尿病と麦ご飯の効用

私は10年前から、家族の食卓を麦ご飯に変えました。

麦を混ぜた麦ごはんがなぜよいのかという、その理由について話します。理由は２つあります。

1つは、麦には水溶性食物繊維が豊富にあるからです。食物繊維にも、水溶性と不溶性というのがあって、麦に多く含まれる水溶性食物繊維は、腸内細菌のエサになりますから、お腹の環境が整います。

2つめは、水溶性食物繊維が一番多い食べ物は押し麦ともち麦だからです。

麦の話について「塀の中の患者様」という本を書いたドクターがいます。福島刑務所の「塀の中」にいる患者のことを書いています。

糖尿病はいまや「国民病」と言われ、日本ではその予備軍を含めたら2000万人くらいいると言われています。ところがドクターは、福島刑務所の患者さんに糖尿病が少ないのはなぜなのかということをその本に書いているのです。

福島刑務所には糖尿病の服薬治療を行っている人が34人ほどいたが、塀の中で生活しているうちに、17人が薬を止められていった。しかも、自分で血糖値を下げるホルモンのインシュリン注射（人工透析）をしている人が17人いたが、そのうちの5人は注射を止めたというデータが出てきた。いちど服用薬やインシュリン注射に頼りはじめると止められなくなります。止めたらたちまち症状が悪化して命の危険につながるからです。

ちなみに糖尿病になると合併症で腎臓を悪くしたり、神経障害によって足や指先の血流が悪くなり、足首や指先を切断しましたとかということにもなります。糖尿病というのはそれほどやっかいな病なのですが、福島刑務所のドクターは症状の改善データをみて驚いてしまったのです。

塀の中では運動量がすごく少ない。獄舎のスペースは狭いし、外に出て運動できる時間は限られていますから当然そうなります。食事もかなり質素です。

ドクターは「おかしいな」と思っていましたが、いろいろ調べてみると「麦ご飯しかない」という結論に至ったのです。

麦ご飯というのはいわゆる「臭い飯」ですね。日本全体が貧しかった時代は麦ご飯を食べるのが普通でしたが、しだいに貧乏くさい・臭い飯ということで敬遠されていったのです。

塀の中の人は、水溶性食物繊維が豊富な麦ご飯を常食にすることで、お腹の環境が整い、さらにはミネラルなどの微量栄養素が働いて、糖尿病の改善につながったとドクターは思い当たったのでした。

私がこの本を読んだのは4年ほど前でしたが、我が家ではそれより前から麦ご飯にしています。たしかに最初は臭い飯のように感じますが、慣れたらとても美味しいです。

わが国における糖尿病推定有病率と生活環境の推移（1946〜2015）

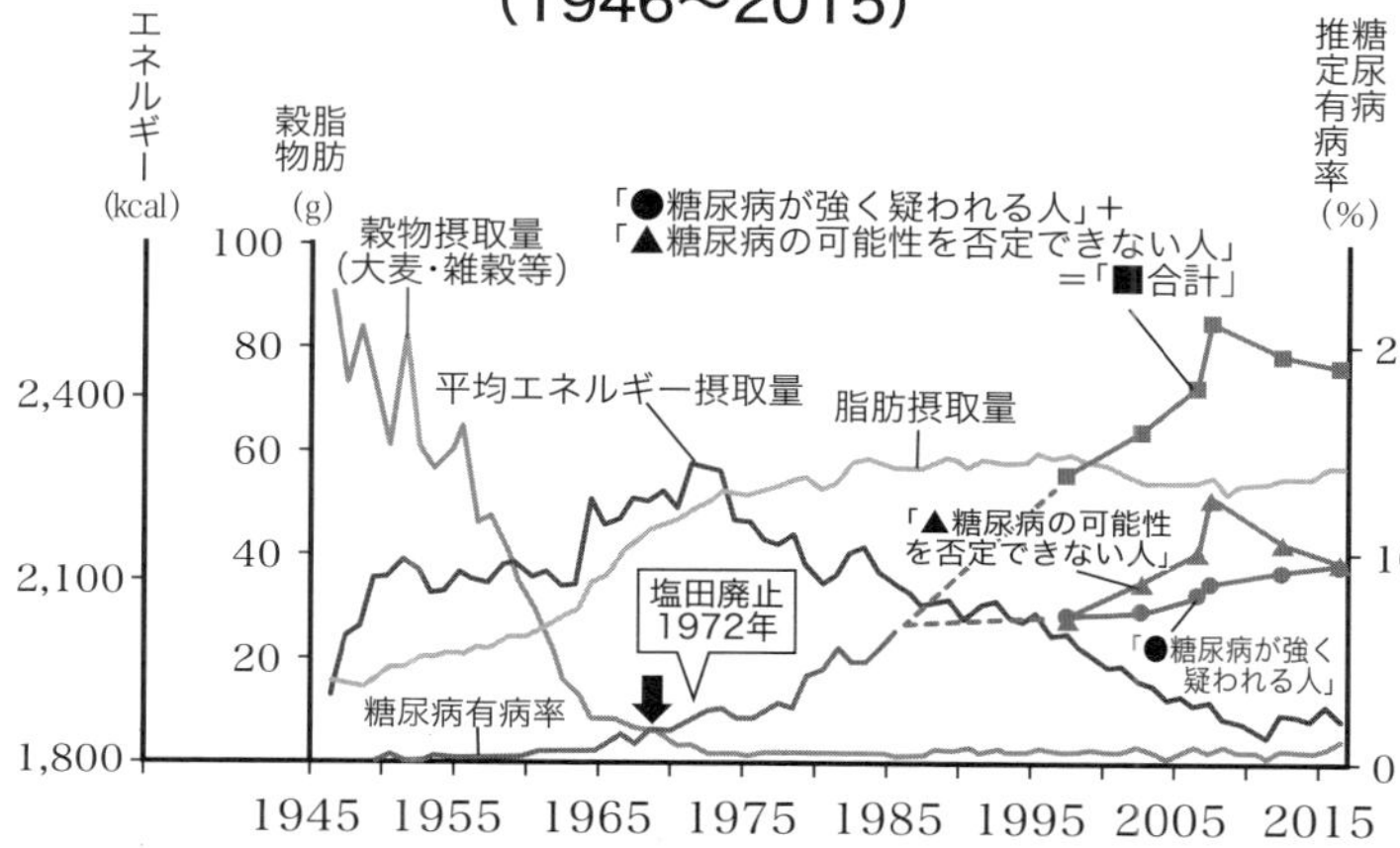

「MAG21研究会」のHPより

MAG21 研究会は任意の組織で、その主な目的はマグネシウム（Mg）と糖尿病・メタボリックシンドロームなどの生活習慣病をはじめ様々な疾患との関係に関する新しくかつ正しい知識と情報を提供し、Mg の啓発活動を行うことと、HP で紹介されています。

そのメンバーである東京慈恵医科大学の横田邦信教授の著書「糖尿病に勝つマグネシウム食革命」を読み大変感銘を受けました。簡単ではありますが、和食の重要性が説かれている、糖尿病推定率と生活環境の推移の図を使用させて頂きます。

「脚気予備軍」が増えている

脚気について、よく知られた話があります。日清戦争、日露戦争の当時、戦死者よりも脚気で死ぬ人の方が多かったという記録があります。その原因をつくった張本人が、大文豪といわれる森鷗外ということです。有名な話ですが、陸軍のえらいお医者さんだった森鷗外にしたら心外もいいところでしょう。西洋医学を学んだ鷗外は、いつ命を落とすかしれない戦場で、兵士たちにはせめて食事の贅沢をさせてあげたいと考えたのでしょうから。贅沢とは、いわゆるギンシャリ、白いご飯でした。白米はまだ当時贅沢品だったんですね。

玄米の中には微量ミネラルやビタミンが豊富に含まれます。しかし玄米からヌカを取り去った白米には、糖質を代謝するビタミンＢ１が不足する。そのために、脚気で亡くなる人が多かったというわけです。

この話と対比されているのが、海軍軍医大鑑の高木兼寛でした。

海軍は長い航海をするので、陸上と比べても多様な食材の確保や保存が難しい。そんなこともあってか高木軍医は、海兵たちの食事メニューの在り方を考え、主食の白米をやめて玄米に変えたり、麦ご飯にしたり、カレーにしてもおかずを増やして海軍カレーなどをつくった。そして、長いの航海の間、脚気を患う海兵はいなくなったということに彼は気づいたのです。

高木軍医は、脚気になるのは白米が主原因だと陸軍にも伝えましたが、森鴎外は細菌が原因だから関係ないと言い張ったということです。なので、鴎外が高木さんの言うことを聞いていたら、日清・日露戦争のとき脚気などで何万人も死ななかったと言われたのです。

実は政府は明治10年から、国をあげて脚気の原因や療法の研究を命じていたそうです。ところが、報告されてきたのは感染説や中毒説、蛋白や脂肪の欠乏説などで混乱を極めていたようです。そういう空気が支配するなか、海軍の高木軍医が実地の経験で学んだことを認めなかったというのは、鴎外ひとりではなかったということでしょう。

脚気の症状としては、初期には食欲不振があり、全身がだるくなり、下半身に倦怠感が生まれます。次第に足のしびれやむくみ、動悸、息切れ、感覚の麻痺などの症状があらわれます。進行すると手足に力が入らず寝たきりとなり、放置すると心不全が悪化して死に至ることもあります。

脚気は古くから知られている疾患でした。日本では白米をよく食べるようになった江戸時代に、江戸で大流行したので、〝江戸わずらい〟と呼ばれたようです。地方の田舎ではまだ麦飯や玄米を食べていたからです。

精米していない玄米にはビタミンやミネラルなどが豊富に含まれ、糖質の代謝にかかわっているB1は玄米ごはん100gあたり0・16㎎で、白米ごはんの8倍ということです。

また胚芽（ハイガ）や糠層（ヌカソウ）が残っているため、白米よりも栄養価が高く、「完全栄養食」といわれています。麦にもビタミンB1やミネラルが豊富に含まれているので、麦ご飯も完全栄養食と言えると思います。

近年は、こういう知識・情報が広がるにつれ玄米を食べる人（私も時々食べます）も増えつつありますが、全体からみればまだ少数でしょうか。なにしろ市場には、レンジでチンのお手軽なインスタントやチルド食品があふれていますから、潜在的にビタミンB1が欠乏している「脚気予備軍」が増えているといわれています。

ちなみに先の事例で紹介したB君にしても「脚気予備軍」の一人でした。

第5章

かしこい腸をさらに元気に

脳はバカ、腸はかしこい

腸の研究の第一人者である藤田紘一郎先生の著書に『脳はバカ、腸はかしこい』という本があります。

腸というのは、人間において最初にできる臓器だと言われています。また、腸には身体の防御機構、免疫細胞の約7割が存在していると言われていたりします。胃はビタミン12とか鉄分とかカルシウムといったものが吸収できるとも言われています。

ですので、胃とか小腸、大腸の腸内環境を整えるということは、身体にとってとても大切なことだと言えます。しかし、このようなことに気づく前の私は、脳はバカ、腸はもっとバカな生活を送っていました。

腸に良くない生活習慣と言ったら、どのようなものがあるでしょうか。

食事で言いますと、当時の私は何も考えずに、コンビニのお弁当、カップラーメンなどは大好きでした。インスタント食品、添加物や人工甘味料にまみれたインスタント食品をほとんど毎日食べていましたし、魚は食べずに肉ばっかり食べていたり、タバコも吸っていましたし、アルコールもほとんど毎日飲んでいました。そのせいか私は毎年インフルエンザや風邪にもよくかかっていました。これらはもう当然のことだと思います。

そんな理学療法士でしたが、独立開業して、皆さんの健康にアドバイスをする立場になってからは真剣に反省しました。タバコはやめ、アルコールは控えめに、インスタント食品は食べなくなりました。肉食を中心とした食事というのは、なかなかやめることができずにずっと続けておりましたが、やっぱりアドバイスをする立場から、そこは気をつけようということで徐々に和食へ切り替えていきました。

では、腸にとって良いもの、腸内環境を良くするものといえば何があるでしょうか。

一つは水溶性食物繊維、それからマグネシウムが多い食品、笑いのある食生活などが言われているのではないかなと思います。

私が今お腹の環境を整えるために続けていることは、水溶性食物繊維の多い押し麦とか餅麦を意識して毎日摂取するようにしています。白いご飯ではなくて麦ご飯を食べるようにしています。

それから日本には古来からある発酵食品。味噌だったりぬか漬けだったりとかを意識して食べるようにしてます。肉や魚も食べますが、野菜もしっかり食べるように意識しています。

どれほどのご馳走を前にしても、楽しい雰囲気がないと味がまずくなりますから、食事のときには嫌なことがあっても忘れましょう。笑いは免疫力を高めるということは医学的にも実証されていますが、意識的に笑いのある生活をすることが大切です。なにしろ脳はバカなのですから、脳への意識づけが大事なのです。

腸内の菌がよろこぶ発酵食品

先に、現代医学の父と言われているヒポクラテス（BC460～370年）の名言を紹介しましたが、紀元前から腸は免疫の要の臓器ということがわかっていました。

「満腹が原因の病気は空腹によって治る」「人は自然から遠ざかるほど病気に近づく」というのがその言葉です。

「食べ物で治せない病気は医者でも治せない」というヒポクラテスの言葉を言い換えると、食事で腸を健全にしようという基本的な考え方にたどり着きます。

食べ過ぎたら胃腸薬があるなんていう考えは、もってのほかです。そういう現代合理主義的な考え方が抜けきらないと、すぐ即効性のある薬に頼ったりして免疫力をますます弱めてしまいます。原因を追求せずに目先の症状を緩和・改善する手法は必ず体のどこかに副作用が出てきます。

毎日の食事の取り方、あるべき姿を考えていけば、対症療法や薬物療法を今後も続けていくことはとても危険であるという、医療に対する考え方にもつながっていきます。

腸内細菌や免疫力のある腸はとてもかしこいのですから、腸内環境がきれいに整い、腸自身が喜ぶ食事を心がけることが大事です。

その筆頭に挙げられる食品が先にも言った発酵食品です。味噌や納豆やぬか漬けといった発酵食品を日常的に取っていれば、腸内でビフィズス菌がよろこんで増殖しやすくなり、腸内環境は安定します。

ところが残念なことに、日本人の味噌の消費量というのは、年々減少傾向にあるそうです。１９５０年代は1日に約30ｇの味噌を消費していたが、２００４年になると11ｇまで減少しています。半世紀ほどの間で味噌の消費量は3分の1程度になってしまいました。

これらの原因は何でしょうか。一つには、食の欧米化というのが挙げられると思います。さらに味噌の原料となる大豆に含まれているイソフラボンは抗酸化酵素として働きます。さらに味噌は腸内環境を改善することでビタミンＢ群の吸収力を促進します。

また、味噌は発酵してあるので消化吸収がとてもよく、タンパク質もアミノ酸にまで分解されて吸収が良い状態になっています。さらには、味噌に含まれているメラノイジンというものが乳酸菌を数十倍に増やすということもわかっています。

牛乳を飲むと下痢をするという日本人は少なくありませんが、それは胃腸内に欧米人のような消化酵素がないからです。しかし味噌食品を食べてそんな症状が起るなどと聞いたことがありません。

むしろ味噌によってさまざまな症状が改善していったという報告はたくさんあるのです。

味噌は七色の妙薬

福岡市の双葉幼稚園では、給食に味噌汁を出すようになってから、子どもの低体温が改善され、アトピーやアレルギーといった症状も減ったという報告があります。

味噌はいろんな種類のがんを予防するということもわかっています。

日本人のがんの罹患率や死亡率というのは右肩上がりで増え続け、2人に1人ががんになるとも言われています。

女性の場合いちばん多いのが乳がんです。近年、日本女性に乳がんが増加した主な理由として挙げられるのがやはり食生活の欧米化や女性の社会進出があると考えられています。

乳がんの原因ははっきりと解明されていませんが、女性ホルモンの1つであるエストロゲン（卵胞ホルモン）は乳がんのがん細胞を増殖させることが知られています。

高タンパク・高脂肪の食事が増えて体格が良くなり、初潮が早く閉経は遅い人が増えたことも原因の一つに挙げられています。月経中はエストロゲンが多量に分泌され、その回数も増えたことが、乳がんの発生と進行に影響を及ぼしているのではないかということです。

ちなみに人間ではなくラットの乳がん発症率についての実験では、発がん性物質を投与し続けたラットに味噌入りの餌を食べさせたグループの乳がん発症率は低かった。また、乳腺腫瘍を持ったラットにも味噌の量が増すと腫瘍の成長を抑えたり、腫瘍が小さくなったものまでいたということです。また、胃に発がんしたラットに味噌を食べさせたグループは、胃の腫瘍が小さく、発症率も少なかったということがわかっています。

胃がんの疫学調査では、毎日味噌汁を飲んでいる人が、胃がんによる死亡率が低いことがわかっています。

大腸がんについても同様に、発がん性物質を投与し続けたラットにおいて、味噌食のグループが、大腸がんの病変の発症率が少なかったということがわかっています。

味噌を摂取することによって被曝させたマウスの実験では、味噌を混合した餌を与えたグループの生存率が最も高かったということがわかっています。

こうした科学的データを挙げるまでもなく、昔の日本人は日常的な食の体感から、味噌が胃腸の健康にとっていかに大事なものかということを知っていました、そんな昔の知恵の集積が次のような「ことわざ」にもなっています。

◇味噌の医者殺し
◇みそは朝の毒消し
◇生みそは腹の妙薬
◇みそは七色の妙薬
◇みそ汁は不老長寿の薬
◇みそ汁は一杯三里の力
◇みそで呑む一杯、酒に毒はなし

みそは腹の妙薬、七色の妙薬とは、まさに真理をついたコトバです。

これから健康的に長生きしていくためには、妙薬となる味噌汁を、少なくても1日1回、毎日飲むという習慣がとても大切ですね。

緑茶のすごい効能

日本食に味噌汁というのは定番ですが、食後の飲み物といえばやはり緑茶ですね。でも私はこれまで緑茶の効能といったことはあまり考えたことがありませんでした。緑茶の素晴らしい効能に気づいたのはコロナ禍がきっかけでした。

２０１９年、２０２０年あたりから、新型コロナウイルスという新しいウイルスが世界各地で猛威を振るい、人々はその恐怖といったものに怯えながら生活をしている状態が続いていました。その時にたまたま見た論文なのですが、インドのＥＲＡ工科大学が、どの食品・食材が新型コロナウイルスを死滅させるかということを調べる実験をしていました。

その実験を見てみると、ニンニクとか生姜などが効能ある食材として挙げられていたのですが、そんな中でも一番コロナウイルスを叩く食材というのが、なんと緑茶だったのです。正確に言うと、緑茶に含まれるカテキンがコロナウイルスを滅菌させるのに効果的だったという論文でした。

これはあくまで試験管内での実験でしたが、私はこの論文を読んだときに緑茶に関してもっと調べてみないといけないと思うようになりました。

緑茶に含まれるカテキンは植物特有のもので、苦味成分や渋味成分、色素といったものの元になっているポリフェノールと言われているものの一種になります。カテキンは4種類あるそうで、その中でも特にエピガロカテキンガレートと言われるカテキンがコロナウイルスに対して一番効果が高かったようです。

そう言われてみると小学生や中学生の頃、インフルエンザなどが流行っていたりする冬には、緑茶でうがいしなさいとか、緑茶を飲みなさいと言われてきたことを思い出しました。しかし、普段の生活の中ではそういうことを意識することなく、いつしか忘れてしまったりします。

お茶が日本に入ってきたのは奈良・平安時代と言われますが、その当時は大変高価なもので一般に広まることはありませんでした。やがて鎌倉時代、お茶の伝道師といわれる禅僧の栄西が、お茶を飲んで心をととのえる「茶礼《されい》」という儀式を三代将軍・源実朝にすすめたところ、武士たちの間に広まっていったということです。そして「茶道」は日本の伝統文化にもなっていきました。

日本カテキン学会のホームページよると、カテキンの主な効果・作用としては、抗菌、殺菌作用、抗ウイルス作用、活性酸素除去作用、コレステロール低下作用、体脂肪軽減作用、抗アレルギー作用、虫歯に対する効果、これらのものが挙げられていたりします。

私たち現代人は、こうした科学的根拠があるものに対しては素直になりますが、先人たちは先祖代々伝えられてきた知恵を守って暮らしてきました。緑茶の効能にしても暮らしの中で実感していたのです。

だから昔の人は新茶の季節になると専門のお茶屋さんで買い求めたものでした。それが今はコンビニに出回るペットボトルの「緑茶のような新茶」を求めるようになりました。

ペットボトルの緑茶にはデキストリンとかビタミンCといった添加物が入っているものがほとんどです。ビタミンCは酸化防止剤として使われ、デキストリンはじゃがいもやとうもろこしのデンプンを分解（低分子化）したもので、コクやとろみづけなどの目的でコーヒー飲料商品やクリーミングパウダーなどにも広く使われているようです。

そういう添加物で人工的に作られた飲料を、私たちはただただ便利で安いというだけで飲んでいるわけですが、緑茶が本来持っている効能ははたしてどうなのかということを考えると大いに疑問です。

「朝茶は七里帰っても飲め」

私は茶道を学んだことはありませんが、そこには日本人の美学があるということはわかります。そればかりでなく、お茶が日本に入ってきた当初、薬効のあるお茶がいかに貴重なもので、心身を健やかにするための「道」として伝統ができていったということは理解しています。緑茶に含まれるカテキンはコロナウイルスを滅菌させるほどの効能があるということでしたが、ほかの薬効・栄養価という観点から見ると、どうでしょうか。

茶葉を急須から出したお茶と、茶葉を丸ごと粉末にしたお茶を比べると、栄養価は粉末の方がよほど高いということがわかっています。ビタミンEは約500倍、ビタミンAは約1000倍、ビタミンCは約24倍もあるそうです。それから腸内環境に大事といわれる食物繊維は抽出したお茶にはありませんが、粉末緑茶には豊富に含まれています。

今はサプリメントとしても馴染みがある青汁ですが、粉末のお茶は青汁よりも主要な栄養素は約5倍高いともいわれています。そのためか、青汁を売っているメーカーも原材料を見てみると、カテキンやビタミンの豊富な粉末緑茶を入れているところが多いです。

お寿司屋さんで必ず緑茶が出てくるのはやはり先人の知恵ですね。まだ冷蔵庫がなくて、魚が腐りやすい状況にあった昔から、ワサビをたっぷり使い、緑茶とともに寿司を食べることが、おいしいだけでなく体内の毒消しになるということがわかっていました。

お茶は食事ごとに飲まれましたが、諺から見ると、朝に飲むのがいちばんのようです。

朝茶は七里帰っても飲め
朝茶に別れるな
朝茶の塩
朝茶は福が増す
朝腹に茶漬け
朝腹の茶の子

「朝茶は七里帰っても飲め」というのは、朝のお茶は特に体に良いのだから必ず飲むべきだという意味です。一里が約4㎞、七里が28㎞結構な距離になります。朝茶を飲むのを忘れて外出したら、たとえ七里離れても戻ってお茶を飲むべきということですから大変なことです。

「朝茶に別れるな」というのも同じ意味で、朝に飲むお茶は一日の災いから守ってくれるから、朝茶を飲み忘れると縁起が悪いとも言われているそうです。

カテキンの効果というのは約2時間で切れるとも言われています。ですので、緑茶を飲むときにはちょこちょこ飲む。そして毎食ごとに、また休憩のときにも飲むことを毎日続ける。これが一番効果的なのではないかなと思います。

不快感の要因はミネラル不足

では、緑茶と疾患のエビデンスについて考えてみます。

「不快感はミネラル不足から始まる」

これは栄養学の父ライナス・ポーリング博士の言葉です。

からだを構成する元素のうち、酸素が65％、炭素が18％、水素が10％、窒素が3％であり、ミネラルは約4％です。

ミネラルは体内で合成されないため食事からの摂取が必要であり、その数は16種類あります。これら16種類のミネラルのことを必須ミネラルといいます。1日に100mg以上摂る必要があるものを多量ミネラル（カリウム、硫黄、塩素、ナトリウム、マグネシウム）、100mg未満のものを微量ミネラル（鉄や亜鉛など）と呼びます。それぞれが不足するとさまざまな欠乏症を引き起こす可能性があることが知られています。

日頃、皆さんの会話の中で「ちょっとビタミンCが足りないかもね」といったことを何気なく話すことがあるかと思いますが、いくらビタミン類が足りていても、ミネラル不足になるとビタミンも消化や代謝に必要な酵素も働かなくなります。それはつまり、身体をマネジメントできなくなるということです。

歴史で習ったことがあるかもしれませんけども、日清戦争や日露戦争の時代に脚気という病気でかなりの数の兵隊が亡くなったそうです。原因は、米ぬかの中に含まれる栄養素を取り去った白米ばかりを食べすぎてビタミンB1不足に陥ったことです。そこで白米に麦を混ぜた麦ご飯に変えたことで、何万人と亡くなっていた脚気での死者がゼロになったのです。

このことが何を意味するのでしょうか。

麦には糖質の代謝を助けるビタミンB1はもとより、カルシウムやカリウム、腸内環境を整える食物繊維なども豊富に含まれていたからだと考えられます。

偏った栄養素の補給だけでは人が死ぬこともある。そして死ぬほどの病も、栄養指導がきちんとできれば死ななくなるわけですね。現代のストレス社会では、様々な方が頭痛、肩こり、腰痛、鬱、慢性疲労といった何らかの不定愁訴を抱えています。労働における整形外科的な疾患として、1位は腰痛、2位は肩こりです。こうした疾患は、治療をほどこすことで治ることは治っても、日頃からの生活習慣を改めないと根本的な解決には至りません。

肩こりや腰痛で苦しむ患者さんが来るほうが治療院は繁盛するわけですが、総合的な治療家を目指す私としては、そこに納得できません。食事を変えることで身体が変わるかもしれない。あるいは、パーソナルトレーニングを続けて体調を整えることもできる。まず自分自身がそういう意識を持つことが大事です。

デスクワークや立ち仕事など身体を動かさない仕事も増え、深刻な運動不足になっている人も多いと思います。

ある日、たまたま喫茶店で話している30代女性二人の会話を耳にしました。

「パーソナルトレーニングに行こうか悩んでいるけど、お金がかかるからどうしようかとも思っている」

「わたしも体重が増えて困っている」といったような話をしていました。

そういう方は、パーソナルトレーニングをするのもよいですが、駅のエスカレーターを使わず階段を上るといったことから始めてみてはいかがでしょうか。

ではここで、奥平智之先生の著書『うつぬけ食事術』（ベストセラーズ）を紹介します。

私は、以前に書かれた『鉄欠乏女子（テケジョ）を救え』いう本を読んだときから先生の考えにとても共感していました。なので２０１９年には、広島で開かれた先生の講演会にも行っています。

奥平先生は精神科医として、うつ状態の人をたくさん診療されていますが、メンタルヘルスは食事からということをモットーにされています。一般的な精神科の診療に加えて、個人の体質や病態に合わせて食事、栄養療法、漢方（東洋医学）も取り入れた診療を行っています。

うつ状態というのは、精神的なことばかりを診がちです。しかし奥平先生の講演会では、うつ状態というのは栄養が悪くてもなるということで、「栄養型うつ」という言葉を使って説明していました。

栄養型うつの状態には次の６つのタイプがあるということです。

1. ビタミンB群、タンパク質欠乏型うつ
2. コレステロール欠乏型うつ
3. 鉄欠乏うつ

4．亜鉛欠乏うつ
5．マグネシウム欠乏うつ
6．ビタミンD欠乏うつ

『うつぬけ食事術』では、それぞれの栄養素の役割が欠乏すると起こる症状などをわかりやすく解説しています。私が臨床で見ている中でも、うつ状態ではなくても不定愁訴を訴える方というのは確かにこのように分けられるなと感じることが多いです。

私は本書の中でマグネシウム欠乏、ビタミンB群、タンパク質欠乏、鉄欠乏について書きましたが、奥平先生の著書にあるチェックリストはとても参考になりますので、ここに引用させていただきます。

『うつぬけ食事術』では、血液検査を活用した栄養の読み方についても詳しくまとめられています。ドクターは、血液検査による「基準値」で診断するわけですが、基準値というのは人の性別や年齢や体質などをあまり考慮したものではありません。奥平先生はそういう点を踏まえて、血液検査の数値の理想値を著書の中で示しています。そして、この高い数値は黄色信号で、この高い数値は赤信号ですよ、といったことも詳しく説明しています。

私の治療院では、私を含めてスタッフも、お客様の血液検査のデータを解析して栄養状態のアドバイスをすることがありますが、奥平先生の著書をかなり活用させていただいております。

【マグネシウム 欠乏　チェックリスト】

- □ 足がつりやすい
- □ まぶたがピクピクする
- □ 筋力低下、筋肉痛が多い
- □ 頭痛、生理痛がある
- □ 疲れやすい
- □ 記憶力の低下
- □ 手足が痺れる
- □ 高血圧
- □ アルコール、カフェインをよく飲む
- □ インスタント食品をよく食べる

【鉄 欠乏　チェックリスト】

- □ 爪のアーチが少ない、割れやすい、柔らかい
- □ 硬いものを噛みたくなる
- □ 夕方以降の不調
  (足がムズムズするといった違和感、気分がソワソワなど)
- □ アザが出来やすい、乾燥肌、髪が抜けやすい
- □ 注意散漫、集中力がない、落ち着きがない
- □ のどの不快感、飲み込みにくい、声が小さい
- □ 頭痛、肩こり、耳鳴り、目まい、胃が弱い
- □ 冷え性、疲れやすい
- □ 生理前の不調、生理痛がひどい
- □ 出産経験、出血(生理、痔、鼻血、消化管出血)がある

【Bタンパク 欠乏　チェックリスト】

- □ 集中力や記憶力が落ちた
- □ 悪夢をみる
- □ 音に敏感になった
- □ 疲れが取れない、朝起きれない
- □ 口内炎や口角炎がよく出来る
- □ 筋力が低下してきた
- □ むくみやすい
- □ ストレスが多い、精神疾患がある
- □ 魚、肉、卵を食べない、少食
- □ 糖質過多、お菓子、ジュース、清涼飲料水、
  アルコールが多い

各項目 10 点中5つ以上は赤信号

食の基本は本物の調味料から

先に書いたように「1日に100㎎以上取る必要がある多量ミネラル」のひとつに、ナトリウムがありますが、ナトリウムと塩化ナトリウムとは全く別物です。そして、塩化ナトリウムの塩というと、化学的な方法で人工的に作られた精製塩のことです。製造コストが安い精製塩はいまも流通の主流になっていますが、最近は、天然の塩も多く出回るようになってきました。「減塩は身体に良い」ということが、かつてはよく言われました。しかし最近は、塩はきちんと取らないといけない」という医師も増えつつあるように思います。

ここではっきりさせておかないといけないことは、天然の塩はしっかり取る必要があるが、化学的につくられた精製塩は減塩すべき対象、ということです。

天然の塩には、海水を乾燥させて作った「海水塩」や、陸上の塩分が蒸発して濃縮・結晶化した「岩塩」などがあります。このような自然の天然塩を取らないといけません。

人間の体液中には、常に0・9％の濃度で塩分が含まれ、体内で塩は「ナトリウムイオン」と「塩化物イオン」に分かれて存在し、細胞内外の圧力（浸透圧）を調整する、食べ物の消化・吸収を助ける、汗を出して体温を調整する、神経や筋肉の働きを調整する、といったさまざまな働きをしています。食欲や味覚を正常に保つ働きもしています。

また、塩には、胆汁の働きを助ける重要な役割があることが知られています。食べ物が、酸の強い胃の中で消化されて十二指腸にやってくる時、胆のうから強力なアルカリ性の胆汁が出て、消化活動をサポートします。この時、塩分が足らないと、胆汁は仕事を十分遂行することができなくなるということです。汗を大量にかいたときは身体が塩分をほしがりますが、それこそが自然の理というものです。身体が天然の汗を排出したのですから、天然の塩でおぎなう必要があります。

塩は、料理の味を調えます。また、味噌や醤油、漬物など発酵食品にも不可欠なものです。本物の醤油には当然ながら、天然塩を使わなければ本物とは言えないでしょう。

また原料には「脱脂加工大豆」（油脂分を搾った後の大豆の残りもの）などは論外で、まるごとの大豆、小麦、塩、麹が使われます。麹に塩水を加えて発酵させてできた「もろみ」を樽の中で一年以上発酵・熟成させて搾りとったのが「天然熟成醤油」というものです。熟成させることでうま味が生成され、麹菌が生きた酵素をたっぷり増やしてくれています。

おいしい料理をつくろうと思って高い食材を選んだとしても、味付けの基本となる調味料を値段の安さにつられて選んだら、本末転倒ということになります。

塩や醤油、味噌などの調味料こそ、食材を生かすものでなければいけませんね。醤油の原材料表示は「大豆、小麦、塩」の3つだけです（麹と水の記載は省略されます）。もし、それ以外のものが書かれているものはアウトということを覚えておきましょう。

味噌にしても本物は醤油と同じく、天然の塩を使うことは言うまでもありません。日本が誇る伝統食・発酵食品はなんであれ製造に時間がかかりますが、近年は、表示に「速醸味噌」と書いたものも店頭に並んでいます。

速醸とは、その文字どおり、熟成期間を一カ月程度に短縮するために、人工的に温度調節したり食品添加物などを使って製造する方法ということです。コストダウンがはかれるので値段も安くなりますが、本物の味噌に慣れている人においては、食してすぐに違和感を覚えるようです。

日本が誇る優れた伝統発酵食品である味噌は、強力な抗酸化作用があり、体内細胞を傷めて病を引き起こすもとである活性酸素を除去してくれます。

動物が放射線を浴びると、体内で大量の活性酸素が発生し、正常な細胞が壊されてしまいますが、放射性物質の排出に優れている味噌を摂取し続けることで、その害から身を守ることができると、広島大学が研究成果を発表しています。

それほどパワーのある味噌は、納豆とテンペ（インドネシアの伝統的な発酵食品）とともに世界の大豆発酵食品における抗酸化物質のベスト3にも並んで選ばれています。ところが、朝食はパンにバター・牛乳といった洋食化した今日、味噌汁を飲まない、嫌いという人もいるそうですから驚きというか、残念にも思います。

より健康的な観点から本物を選ぶ

味覚というものはある意味、恐ろしいもので、幼いころから馴染んだ味は、それがベースとなり、本物との違いもわかりづらくなってしまいます。もちろん、おいしいものは誰が食べてもおいしいものですから、本物の味に親しむうちに変わってもくるでしょうが、味オンチのまま一生を過ごすことのほうが確率としては多いと思います。

世の中にはお酒も好きだが甘党でもあるという人は少なくありません。極端な甘党の人は、コーヒーや紅茶にも何杯もの砂糖を入れないと飲めないという人がいますね。

その砂糖のことですが、上白糖、グラニュー糖、三温糖などは、数ある食品の中で最強の毒と言われたりします。その理由としては、

◎砂糖は消化が早いので血糖値を急激に上昇させ、血管障害や糖尿病など、いろいろな深刻な病につながる。

◎体内で砂糖が分解される時に、カルシウムとリン濃度のバランス保持や血液のpH調整などのために、体内のカルシウムが消費されてしまう。

◎砂糖は酸性食品。弱アルカリ性で健康を保っている人間は、酸性に傾くと病気になる。

◎がん細胞は高糖質の環境が大好き。だから砂糖はがんの餌になります。

◎南国で採れるサトウキビを原料としているので、砂糖は身体を冷やす。

以上のようなことですが、そんな脅かしみたいなことを言われたところで、甘党を止めようという人はほとんどいないでしょう。甘党の人が急に辛党になることなんてありえません。幼いころからの味覚はその人の個性でもあるからです。しかし、同じ味覚のなかでも、より健康的な観点から、より自然で本物の品質を選ぶということはできますね。

たとえば、砂糖を選ぶにしても、精製されていない茶色の含蜜糖を選びましょうということです。砂糖は、精製された「分蜜糖」と完全に精製されていない「含蜜糖」の2種類に分類されます。

精製された砂糖（分蜜糖）の甘みにはクセがなく扱いやすい反面、糖分以外の栄養価はほとんどなく、ビタミンやミネラル類もほとんど含みません。

それに対して、ミネラルなどの栄養素が多く残っている黒糖・きび砂糖・てんさい糖・パームシュガー・ココナッツシュガー・和三盆糖などが合蜜糖です。

私自身はそれほどの甘党でもないので砂糖にはあまり関心がなかったのですが、食の原点ということを考えていくと、砂糖ひとつにしても注意を向ける必要があるということです。特に料理好きな女性たちは、そんなこと言われなくてもわかっている、という方が多いでしょうが。

料理の揚げ物に欠かせない油については、いまさら言うことはないでしょう。菜種油、米油、ごま油やアマニ油など各種ありますが、いずれを選ぶにしてもやはり高品質のものを選びましょう、ということです。ヒポクラテスが言っていたように、毎日の食事が健康を維持する基本であることを肝に銘じて。

ビタミンの種類とおもな働き

	種　類	主な効果・働き	多く含む食品
脂溶性ビタミン	ビタミンA	皮膚、粘膜を健康に保ち、感染症を予防。薄暗いところで視力を保つ	バター、牛乳、チーズ、レバー、卵、緑黄色野菜 等
	ビタミンD	カルシウムやリンの吸収を促進して正常な発育にかかわる。紫外線に当たると皮膚に生成され、肝臓に蓄えられる	イワシ、カツオ、サンマ、マグロ、キノコ類 等
	ビタミンE	強い抗酸化作用で細胞の老化を予防する。カロテンの酸化を防ぎ、生体膜を健全に保つ	大豆、玄米、綿実油、緑黄色野菜、ウナギの蒲焼、アーモンド 等
	ビタミンK	血液凝固作用に補酵素として作用することが多い。肝臓でつくられるプロトロンビン生成に必要。骨代謝にもかかわる	納豆、ブロッコリー、ほうれん草などの緑黄色野菜、肉類 等
水溶性ビタミン	ビタミンB1	補酵素の成分として炭水化物がエネルギーに変るのをサポート。体内での貯蔵は少なく、調理による損失も大きい	牛乳、肉類、大豆・大豆加工品、緑黄色野菜 等
	ビタミンB2	補酵素の成分として、アミノ酸、脂質、炭水化物がエネルギーに変わるのをサポート。成長発育を促進	牛乳、粉乳、レバー、卵、肉類、納豆。緑黄色野菜 等
	ナイアシン	補酵素の成分となって、生体反応にかかわる	レバー、肉類、豆類、タラコ カツオ、緑黄色野菜 等
	ビタミンB6	アミノ酸からカラダをつくるたんぱく質を合成するのをサポート。たんぱく質の摂取量にあわせて、必要量が増加する	レバー、肉類、マグロ、卵、ニンニク 等
	ビタミンB12	アミノ酸からカラダをつくるたんぱく質を合成するのをサポート。たんぱく質の摂取量にあわせて、必要量が増加する	牛乳、チーズ、レバー、牡蠣、アサリ、シジミ、卵 等
	葉　酸	赤血球の生成、核酸の合成、アミノ酸の代謝にかかわる。胎児にとって重要な栄養成分	牛乳、レバー、肉類、卵黄、モロヘイヤ、なばな緑茶 等
	パントテン酸	補酵素の成分として、脂質、炭水化物、タンパク質がエネルギーに変わるのをサポート。腸内細菌も合成する	牛乳、粉乳、レバー、肉類、魚介類、納豆、モロヘイヤ、卵 等
	ビオチン	アミノ酸、脂肪酸の代謝に関わる。皮膚や髪の健康を保つ。腸内細菌によって合成される	レバー、イワシ、落花生卵 等
	ビタミンC	コラーゲン生成。血管、歯、結合組織を健康に保つ。鉄の吸収やビタミンEの再利用に関わる。コレステロール代謝に有効、動脈硬化などを予防	みかん、いちご、野菜(特に、ブロッコリー、ほうれん草、赤ピーマン)、緑茶 等

※ビタミンを多く含む食品は、１回に食べる量を基準にしています

出典：厚生労働省 HP その他参照

基準摂取量が定められているミネラル

必須ミネラル		主な効果・働き	多く含む食品
主要ミネラル	イオウ(S)	皮膚・髪の毛・爪などをつくる 酵素の活性化	にんにく、肉類、 卵 等
	塩素(Cl)	胃液中の成分、殺菌	食塩、梅干し、 しょうゆ 等
	ナトリウム(Na)	血液・体液の浸透圧を調整 筋肉や神経の興奮を抑える	食塩、しょうゆ、 味噌 等
	カリウム(K)	血圧の上昇を抑制、利尿作用	昆布、ホウレン草、 大豆、アボカド 等
	マグネシウム(Mg)	骨や歯を強くし、酵素の働きを助ける。神経の興奮を抑制	アーモンド、カシューナッツ 等
	カルシウム(Ca)	骨・歯を作り、神経の興奮を抑える	干しえび、水菜、 厚揚げ 等
	リン(P)	骨・歯を作り、糖質の代謝を助ける	小魚、乳製品、 大豆製品
微量ミネラル	鉄(Fe)	赤血球のヘモグロビンの成分	レバー、ひじき、 厚揚げ 等
	亜鉛(Zn)	生殖機能を高め、ホルモン合成を活性化	牡蠣、牛もも肉、 豚レバー 等
	銅(Cu)	ヘモグロビン生成を助ける	レバー、魚介類、 ココア 等
	マンガン(Mn)	骨や関節を作り、糖質や脂質の代謝に関与	抹茶、ごま、玄米 等
	ヨウ素(I)	発育を促進、基礎代謝を高める	海藻類、イワシ 等
	セレン(Se)	抗酸化作用、がん予防	イワシ、ホタテ、 カレイ
	モリブデン(Mo)	肝臓や腎臓において、老廃物を分解	落花生、枝豆、 レバー
	クロム(Cr)	糖や脂質の代謝を高め、糖尿病を予防	ひじき、青海苔、 こしょう
	コバルト(Co)	ビタミンB12の成分、血液をつくる	貝類、のり、煮干

出典：厚生労働省HP その他参照

月に一度のファスティング（断食）

とくに美と健康にすごく敏感な方達においては、ファスティングという言葉をよく知っている方が多いようです。実際、実践しているかどうかは別として。

それからヤフーニュースを注目してみていると、プロ野球選手がオフシーズンに3日間の断食をしたとか、5日間の断食をしたといったことがニュースになっていたりします。それから芸能人の間にもファスティングが流行っているようです。

このようにファスティング（断食）が市民権を得て、よく言葉を耳にするようになったのは良い傾向だと思います。

一昔前だと、断食は苦しいものとか、イスラム教のラマダンや仏教やヨガの修行みたいな少し宗教的なイメージがあるのではないかなと思います。でも最近のファスティングは、手軽ですごく安全に行えることができるようになっています。断食中は水しか飲めないというのではなく、身体にとって代謝していく中で最低限必要なもの、酵素ドリンクなども飲みながら安全に行うことができるようになっています。

ただし、これを見たり聞いたりして、よしファスティングをやってみようと思ったとしても、最初は一人ではやらないようにしてください。専門家の指示のもとで、連絡を取りながら行うように心がけてください。

では、ファスティングの何が良いのか、身体にどんなことが起きているのでしょうか。

私たちの身体は食べないとき、空腹のときに身体をきれいにしていくというメカニズムが備わっています。クマは冬眠する動物ですが、実験データをとるために、クマの本能のまま冬眠させていたグループ、冬眠させずにクマにものを食べさせたグループの統計をとったところ寿命に差が出たそうです。その結果は推測できたことですが、冬眠しているグループの方が長生きをしたそうです。

断食ではなく、お腹いっぱいに食べさせているチンパンジーとカロリー制限を行ったチンパンジーを比較した実験もあります。これも当然ながら、カロリー制限を1・5倍ほど行ったチンパンジーの方が長生きをしたというデータもあります。

私たちの身体は細胞の集まりでできています。身体の中には約37兆個の細胞があると言われています。胃にしろ肝臓にしろ、全ての臓器や器官は細胞の集まりです。

ファスティングを続けていくと、それらの細胞がきれいになり、細胞の中のエネルギーが向上するのです。

エネルギーを作るミトコンドリアというものがすごく活発に動くようになるからだということです。

アンパンマンの顔が新しくなるのをイメージしてください。アンパンマンの顔が汚れていたり、顔が欠けていたりするものが、ファスティングを行うことできれいな新しい顔になり、活発に動けるようになる。そのような姿を想像してください。

おすすめとしては3日以上

ファスティングをしていくと、最初の約24時間は身体の中の糖質をエネルギー源として使おうとします。その後は、糖質というエネルギーが枯渇するので、身体の中のタンパク質を糖質に変えるという作業を行います。このことを、糖を新しく生むと書いて「糖新生」と言ったりします。

糖新生の時には、身体の中で未消化になっていたり、身体にちょっとバグが起きていたりして、身体にとってあまり良い働きをしないタンパク質が優先的に使われるということがわかっています。ですので、24時間以上の絶食を行うと、悪さをしているタンパク質がクリーンな良いエネルギー源に変わっていく、ということがわかったんですね。

このメカニズムのことをオートファジーと言ったりします。健康に興味がある人はオートファジーという言葉を聞いたことがあるのではないでしょうか。

実はこのオートファジーというメカニズムを見つけてノーベル賞を取ったのは日本人なんです。発見者の大隅良典さんという方が２０１６年にノーベル賞を取り、ファスティング（断食）が科学的に証明されたことにもなります。

身体にとって必要なものの優先順位をつけるわけではありませんが、タンパク質はとても大切なものです。なので、ファスティング（断食）をして3日目になってくると、身体にとって大事なタンパク質は置いておこう、身体にとっておこう、というようになってきます。そして、身体の中に余っている脂肪をエネルギー源として使っていこうというふうになります。

脂肪がたくさんある人ほど長くファスティングができるということになります。

俳優の榎木孝明さんという方が、何年か前に50日間とかそれぐらいの断食を行った、というのがニュースになっていましたが、理論上は可能です。

たとえば体重が60キロあり体脂肪が20％とかの人が、一日２０００キロカロリーなどで生活していた場合、１０８日間断食が可能だというデータがあったりします。榎木孝明さんがニュースになっていた時、私はまだファスティングのことを詳しく知りませんでしたので、そんなことが可能なのかと少し驚きました。食べることが当たり前、食べないと生きていけないと思い込んでいた当時の私からすると、そんなことはありえないと否定的だったのです。

ところがファスティングに出会ってかれこれ6、7年になる今、年に4、5回はファスティングを行っています。風邪をひいたりした時に行います。

ファスティングを行う長さは、おすすめとしては3日以上です。身体の中に溜まっている脂肪を燃焼していく。脂肪の中には身体の中の毒物が溜まるという傾向もあるので、とりあえず3日以上、元気がある方は5日間行ってみてください、と私は伝えています。

忙しい日常生活の中では、ちょっとお付き合いの食事とかがあって、ファスティングをする長さは毎回違うのですが、私はできるかぎり5日間のファスティングを意識して行うようにしています。

一度試してみる価値は大いにある

絶食療法の科学というフランスのドキュメンタリー番組があります。

南カリフォルニア大学に「老年学」を研究されている有名なロンゴ教授という方が、ファスティングのラット実験をしている動画で話していました。

人間には致死量に値する抗がん剤を3倍とか5倍とかをラットに与えて20匹ずつ実験を行いました。１つ目の20匹のグループには好きなだけ餌を食べさせ、二つ目のグループには水しか与えないという実験です。

この実験を何度行っても、水だけのラットのグループはすべて生きていて、好きなだけ食べさせたラットのグループはほとんどが死んでしまっていたそうです。

私はその動画を見た時、やはり健康的に長生きをしていくためには食べないという時間が必要なんだ、ということを確信しました。

私の治療院でもファスティング指導は行っています。一番長くファスティングを行った方は、約１ヶ月30日間でした。その頃、コロナが流行った時期で飲食店は営業自粛して、晩の会食やお友達との食事の付き合いも激減していましたので、私自身もその方とともに20日間のファスティングを行いました。

不思議なものです。ファスティングを体験した方はだいたい同じことを言います。

「食べなくなって丸１日目は食べたいということしか頭の中に出てこない。ところが２日目、

3日目になると、あれ？　身体が楽だなぁ、目覚めが楽だなぁ、全然身体が違うぞ」ということを実感すると、ほとんどの方がおっしゃいます。

これは経験してみるとわかります。食べなくても生きていけるんだ。今まで無理して食べていたな、ということにも気づかされるのです。

3食の完食をとっていたという人が、無駄なものは食べなくてもいいんだということに気づいて、完食をやめたり、1日2食になったことで体重も減り血液検査のデータも良くなった。身体が痩せることで元気になったという方もたくさんおられます。

このようにファスティングというのは健康にとって良い事ばかりですが、初めてするときには専門家に聞きながらしましょう。とくに貧血の女子や血糖値の調整がうまくいってない方、育ち盛りの子どもや、健康不安をかかえるお年寄りは、無理に行わない方が良いと思います。

そうでない方は一度試してみる価値は大いにあるのではないでしょうか。

第6章
運動とトレーニング

パーソナルトレーニング

イチロー選手がまだ大リーガーだったときの話です。元プロ野球選手の稲葉さんという方がイチロー選手のトレーニングについてインタビューをしていました。

その時、稲葉さんは、いろんな質問の中で、

「プロ野球選手で身体を大きくするトレーニングが流行っていますが、イチロー選手はどう思いますか？」という質問をしました。

すると、イチロー選手は、このような答え方をしていました。

「そんなのダメに決まってるでしょ、筋肉は大きくなっても、それを支える腱とか関節っていうのは大きくなりませんよ。野生のトラやライオンは筋トレなんかしないでしょ」と。

いかにもイチロー選手らしい理論的な答えだなと感心したことを覚えています。ところが、これを聞いた筋トレ肯定派のダルビッシュ選手が、こういう反論をしたんです。

「イチローさんに喧嘩を売るわけじゃないけれど、野球選手はみんなライオンじゃないんですよ。僕たちはシマウマだから、ライオンたちと戦おうと思うと筋トレしないとダメなんです」

このダルビッシュ選手の反論を聞いて、一流選手はやはり違う、さすがだなと私は思ったも

のです。

この二人の話は僕たち治療家業界ではすごく流行ったんです。

筋トレ肯定派と否定派っていうのは、僕ら治療家の業界でも分かれていて、お互いが気持ちのいいほど、両者のいいところだけを取って、イチロー選手の意見に賛成したり、ダルビッシュ選手の意見に賛成しているという感じです。

筋トレをしないグループというのは、例えば、身体の操作性を重視する人たちで、合気道とか、古武術とか、そういうところに答えを求めている。

治療家というのはどちらかといえばイチロー選手に大賛成です。だけど、やっぱりフィジカル強化も必要だよねという治療家もいるわけです。筋トレ肯定派の治療家たちはダルビッシュ選手に大賛成っていう形で、Ｆａｃｅｂｏｏｋやｔｗｉｔｔｅｒとかで意見をバンバン交わしていました。

僕はそれらの意見を見ながら、なるほど、ここに全ての答えがあるなと思ったんですね。

それは、どういうことかというと、イチロー選手選手は自分の身体としっかり向き合って筋トレをしないことで成績を伸ばしました。

一方のダルビッシュ選手は自分の身体としっかり向き合うことで筋トレをすることで成績を

伸ばした。

各々の身体をしっかりと分析して自分の身体にとって合うものを選択していくということをしたんだと思ったんですね。

イチロー選手は、一番バッターで外野手、スピードが求められるポジションだから身体を重たくすることは不利益になった。彼がメジャーに行く時に、パワーをつけようと思って体重を3キロ増やしていったんです。ところが、メジャーの1年目2年目は、自分が納得できる成績が出なかったんです。夏ぐらいからやっと身体が動くようになってきたと思ったら3キロ減っていた。そこで自分が動きやすいベストな体重があることに気づき、筋肉を重くする筋トレはやめようと思ってやめたということです。

一方、ダルビッシュ選手の場合はピッチャーですから、身体が重い方がスピードが出るし、キレのある球が投げられる。身体が止まった状態から一球一球投げるわけだから、彼の場合は体重を重たくすることが大正解だった。２０２０年は最多勝のタイトルを取って、サイヤング賞近くまで成績を残したし、36歳になっても長期契約が取れるほどやっぱり成績を残している。

言うまでもなく、イチロー選手も大変なメジャーリーガーになったし、そういった実績を残した二人だから、筋トレをするかしないかを含めたパーソナルトレーニングは、各々が正解なことだったと思うわけですね。

筋トレすると体重が重くなる？

イチロー選手とダルビッシュ選手のパーソナルトレーニングにおいてポイントになってくいるのは筋トレ論でしたが、体重も重要なポイントです。

イチロー選手が筋トレをしない理由は、体重を3キロ増やしただけで身体の動きが悪くなったので、体重を増やさないことを意識的にやっていたようです。

一方のダルビッシュ選手は高校時代の華奢な身体から比べると、おそらく30キロ、40キロ体重を増量していると思います。

ではここで私の考えを述べていきます。

物理学で運動エネルギーの法則というものがあります。

質量×速さの二乗が運動エネルギーです。

走る、投げる、打つ、飛ぶ。これらの運動を効率よく行うためには質量、すなわち体重と速さが重要であるということをこの公式は言っています。ですので、体重を重たくするということとは正解です。ただし、素早く動けない。瞬発的に力が発揮できないとなれば、速さの方が重要であるので、重さを増やすことを控えなければいけないということになります。

私は野球選手を治療院でよく診ています。

速さの二乗ということは、瞬発力を鍛えるエクササイズがとても大切になってきます。うちの治療院では2ヶ月に1回10メートル走、立ち幅跳び、高いボックスを何センチ跳べるかというボックスジャンプ、これらの数値が落ちないように工夫してトレーニングを行っています。

質量・体重に関していうと、小学生・中学生なので、私たちが頑張るというよりは、どうしてもお父さんお母さんの力を借りなければいけなくなってきます。

「野球は体重制限がありません。1カ月で体重900グラムを増やすように努力してください」という話をお父さんお母さんにはします。そうすると、年間で体重が10キロ増えるという計算になります。

野球という無差別級のスポーツにおいては、素早く動ける。それでもって体重が重たいことが速い球を投げたり遠くに飛ばしたりするために必要になってきます。

野球は、持続的に1キロ走るとか、800メートル走る、1分間持続するみたいな体力というのはあまり関係がないので、要は1秒2秒ですね。パッと動く瞬発力を何回も繰り返し行うことができるかということが大切になってきます。

一方、体重制限があるスポーツというのは例えばボクシングがありますが、今、おそらく日本のボクシング史上最高傑作は井上尚弥選手です。

今後このような選手が出てくるのだろうかとも言われている天才的なボクサーで、四階級を制覇した世界チャンピオンです。現段階でも相手がいないぐらい強いのですが、次の階級を上げることにはとても慎重になっています。

現在、井上尚弥選手が戦っているスーパーバンタム級というのは55・3キロ。以前戦っていたバンタム級というのは53・5キロです。体重は約1・8キロの差です。

スーパーバンタム級から1・8キロ上がると、フェザー級という階級になるのですが、今、スーパーバンタム級は4つの世界チャンピオンの団体があります。

井上尚弥選手はスーパーバンタム級の4つの団体をもう制覇しているので、あまりその階級においてはやることはもうないだろうと言われています。それでも、次のフェザー級になるのに、1年以上は上げないということを井上尚弥選手は明言しています。

バケモノみたいに強くて、私たちがテレビで見ていると、相手はいないだろうと思うような状態でも、たった1・8キロ体重を上げるということにとても慎重になっているのです。

ボクシングというスポーツにおいては体重を上げることが有利に働くと言えるのだと思います。しかし自分の体重が上げれば、当然、闘う相手の骨格も大きくなり、パンチ力も強くなるでしょうし、井上尚弥選手のパンチをダメージングブローにならずに受け止められてしまうかもしれません。

そういったことが起きる可能性があるので、1年以上かけて井上尚弥選手は次の階級に上げるための質量、普段の体重を増やす。これを筋肉で行う。それからスピードは落とさないように運動していく。こういったことを行っているのだろうと思います。

ボクシングの話をしたのでそのままもう一人有名なボクサーの話をします。

世界6階級制覇したマニー・パッキャオというフィリピンの英雄です。次期フィリピンの大統領になるのではないかと言われているぐらい国民的なスターです。

フレディ・ローチというトレーナーが、パッキャオ選手のフィジカルを鍛えるコーチに向かって、こんなことを言っています。

「どんなことをしてもいい、何を行ってもいい、ただ彼のスピードだけは落とさないようにしてくれ」と。

これはまさに運動エネルギーの法則を考慮したようなアドバイスです。運動エネルギーイコール質量×速さの二乗です。

何かスポーツをやっていて、その競技に生かす身体を作ろうと思うのであれば、筋トレで体重を増やすことはとても大事です。速さ、瞬発力を鍛えることも大事です。

どちらも大事なのですが、運動エネルギーの公式で考えたら、速さと瞬発力を鍛えるエクササイズを行うことの方が大事だと言えるでしょう。

トレーニングで学んだこと

私の治療院は最近、スポーツをする社会人や学生たちがトレーニングにくることが多くなっています。私は体力アップというだけでなく、怪我の予防という観点から指導しています。

ある日、社会人野球で投手をしている人に、トレーニングをしていく中で気づいたこと、考えが変わったことはありますかと尋ねてみると、こんな答えが返ってきました。

「トレーニングというのは、まず筋トレをして、意識した筋肉を効かせて正しいフォームで投げる。これが正しいものと思っていましたが、そうではないということに気づかされました。

正しいフォームばかりに意識が向くと、身体の動きが少なくなります。たとえば、上腕二頭筋をしっかりと効かせられるフォームは、体幹などは動かさず、肘だけが曲がっていく動きが正しい動きとされています。

でも、ボールを投げるということにおいて上腕二頭筋を意識することはありませんし、単一の筋肉だけが動くという状況はほとんどないわけですから、全身をしっかりと連動させて動かすことが大事なんだと気づきました。

筋トレでお尻を意識したり、太ももの後ろを意識してスクワットしても、実際に投げる動作のときそんなことを考えていませんから。足を鍛えているんだと思って足の筋トレをしても、身体全体の動作のパフォーマンスアップにはつながらないということも学びました。

ボールを投げる時に意識しないことを、筋トレでも意識しないでトレーニングするということですかね。

でも、私は身体を安定させて、リリースポイントで力を入れる時はお腹には意識がありますから、お腹の腹圧だけは意識して筋トレをしたほうがよいと思いました。

身体の動き方も、力の入り方も、意識するポイントは人それぞれ違うので、私は社会人野球のピッチャー、そして、私流のパフォーマンスがアップする投げ方を日々考えるようになりました」

野球をしない人には、彼のコメントはわかりにくいところもあるかと思いますが、要するに彼が気づいたことは、肘を曲げていく、膝を曲げる動作のなかで、背中の曲げ伸ばしもしながら身体を大きく連動させて動かすことが大事、ということに気づいたということです。

これは何も野球に限ったことではなく、すべてのスポーツに言えることです。

次に、野球で肩に怪我をして、1年ほどパフォーマンスができていなかった高校生の事例です。約半年間トレーニングをして、どのように意識が変わったか尋ねてみました。

「正直なところトレーニングの重要性をあまり感じていませんでしたが、身体の状態が良くなるにつれて、気持ちが変わりました。

速い球を投げるためにはトレーニングの効果はかならずあると思いますし、トレーニング以上に食事が大切なんだ、ということも学べました。

これからアスリートとしてプロを目指していくのであれば、自分に合う食べ物というのを日々探求していきなさい、とも言われました。

試合の3日前からはこういう食事にした方が身体にキレが出るぞとか、試合後のリカバリーのときは、これを食べると良い気がするとか、自分の身体を通して日々研究し実験していく、ということを考えられるようになってきました。

そしてトライアンドエラーを繰り返していくということは、セカンドキャリアにおいても役に立つということを教わりました」


ということです。とても素直で率直な高校生ですから、将来彼がプロ野球選手になれなかったとしても、自分が自分の身体を通して考えたり、実践したり、また考えたりして成長していくのだろうと思います。

私も高校・大学と野球に熱中し、プロになれるほどのプレイヤーではありませんでしたが、野球を通じて青春時代に学んだことは何よりもの宝物です。

自分に合う健康法をさがす

筋トレについて社会人と高校生の声を紹介しましたが、イチロー選手とダルビッシュ選手の話というのは、全ての療法に当てはまると私は思っているんです。

たとえば食事療法は、筋トレをする・しないのと一緒で、基本的には食べない方がいいという人と、しっかり食べた方がいいという人、この2つに大きく分かれると思います。

食べない療法で言うと、断食とか玄米菜食とかということになります。食べる療法で言うと、糖質制限みたいな感じとか、そういった2手の食べ方に分かれる。人それぞれの状況によって分かれるということです。

なぜなら、どの療法も全て完璧ではないからです。玄米菜食ですごく良くなった人もいれば、悪くなった人も見たことがある。糖質制限で強烈に悪くなった人、強烈に良くなった人も見たことある

要するに、私が一番言いたいことは、きちんと自分の身体と向き合うということ。今、ありとあらゆる情報がすごく溢れていますから、情報に流されず、自分の身体に合う健康法やトレーニングはどんなことが適しているのかを専門家の人たちの意見を取り入れながら、また実際

に自分で試してみた上で判断してほしいということです。

実は、自分の身体と向き合うということは、簡単なようで難しい。イチロー選手がメジャーリーグに入った時、パワーをつけようと思い体重を3キロ増やしたけれど、身体のキレが悪くなり結果的に成績が伸びなかった。そこで彼はすぐに体重を元に戻した。専門家の意見を参考に取り入れるにしても、自分なりのそういう判断が大切ということです。

自分しか分からないことがたくさんあるので、そのことをしっかり知ってもらって、その人がその人にとって良いものを選択していってもらう。それが一番大切なことなんじゃないかなと思っています。

心技体という言葉があります。

「心・技・体」は一つですが、心の面から知ろうとする場合と、身体の面から知ろうとする場合、大きく二つに分けて考えられます。スポーツ選手の場合はまず基礎体力をつけることが先決です。最初から心が大事だと言ったりしても身体がついていかない。たしかに一流選手になるような人は、物事の考えからがしっかりしている、つまり心がしっかりしている。そこに基礎体力があって技ができてくる。

心が大切で、技が大切で、体が大切。すべて大切なわけですが、やはり最初のアプローチとしては、身体をまずはしっかり鍛えて、自分の身体を通して今どうなっているのかっていうのを知っていくことが大事ですね。それはスポーツ選手に限らず、自分に合う健康法をさがすことにおいても当てはまると思います。

相手を通して分かること

「私、子供の頃から運動嫌いなの」と言う人も少なくありません。そういう方たちは、ある程度年を重ねてくると、体調が悪くなったときには特に、何か運動でもしないといけないと思いはじめます。

「運動はしたくないけど、ストレス解消のためにも何かトレーニングをしたほうがいいかな」と。最近はそういう人たちがとても増えています。

いまはセルフトレーニングの器具もたくさんあるし、ネットで買って自宅ですることもできますが、やはり最初はトレーニングジムに通ってマンツーマンの指導を受けることがベストです。

トレーニングというのは、全国大会で優勝を目指すとか、何か大きな目標がないと続きません。ただ健康のためにとかいうだけだったら、よほど意志の強い人でないと、シンドくて単調なトレーニングはすぐ飽きてしまうのです。

マンツーマンでの指導を受けると、自分の身体の筋肉のどこが弱いのかとか、どこの筋肉が使われていないとかといったことが見えてきます。それなら、こういう動作をくり返して、弱い筋肉を強化しましょう、といったことになります。

身体の動きというのは、骨格と筋肉に支えられているわけですから、弱い筋肉が少しでも強化されてくると、身体の動きがスムーズになってきます。そうなると日常的な動作が楽になりますから、トレーニングも楽しくなり、見違えるような体つきになってきます。運動嫌いの人ならなおさらのこと、その変身ぶりは歴然としています。

「えっ、あなたどうしたの？　すごくスマートになったわね」なんて、久しぶりに出会った友人がびっくりするわけです。

スポーツ競技は、柔道や剣道など相手と闘うものもあれば、直接的に相手と闘うものではない個人競技もありますが、そのいずれにしても最終的には、闘うのは自分自身ということになります。そうではあるけれど、相手を通して分かることも多々あるわけです。

練習を1人でするよりは、2人でするほうが、相手からのフィードバックをもらえたりして、自分の弱点がよく見えてきたりする。すごい選手を目の当たりにしたら、どうしたら自分もあのようになれるのか考え、練習の励みにもなってくる。現状の自分の身体と向き合える。

しかし、身体を強くするためには運動だけやってもダメです。私たちの身体は食べ物でできているのだから、やはり食事のこともしっかり考えてこその運動です。健康で楽しい毎日を過ごすためにも食事と運動は車の両輪です。

女性がダイエットで身体を10キロ痩せたいとなると、運動と食事どっちが大切ですかとなると、どっちも大切です。その割合でいうと、食事8に対して運動2くらいです。運動で10キロ痩せようとしたら大変なエネルギー消費が必要だし時間もかかりますが、食事療法で10キロの方が早いし楽です。体重を5キロ増やすというの同じです。

食事を正しく取って、それから身体をしっかり鍛えていく。そうすると爽やかで健康的な身体になり、自分の心のことも冷静に考える余裕が出てくるんです。

心技体の「心」がいちばん大事であることは認めます。しかし、だからといって体が不健康なまま心を強くすることはできません。「頭でっかち」という言葉がありますが、頭で考えることばっかりになってしまっては、肝心な自分の身体がついていけませんね。

頭が思うような理屈や理論どおりに身体が動いてくれないから、適度な運動やトレーニングが必要なのです。そしてその基礎体力をつくるのが正しい・楽しい食事です。

静的ストレッチと動的ストレッチ

私は運動嫌いだからといつまでも言っていたら、年を重ねるごとに身体に不都合なことが起きてきます。ですから、身体に大きな負荷のかかる運動は無理にしても、身体をほぐすような軽い運動、ストレッチをすることをお勧めします。ただし、そのときに気をつけてほしいことを言います。

皆様の印象としてストレッチは、身体に良いものであると思っている方が多いと思います。そのせいか、私が病院勤務していた頃、ストレッチについて書いた本が何十万部と売れていました。本の題名は忘れましたが、たしか「ペターっと開脚」といったようなタイトルでした。そのタイトルからもわかるように、極端に言えば、軟体動物のように身体を柔らかくすることが健康的であるというような内容でした。

ところが当時、その本を読んで同じことをやって怪我をして病院に来たという、40代、50代、60代の女性が多かったのです。

どうしてそのようなことが起きるのでしょうか。

ストレッチというものは2種類に大きく分けられます。静的なストレッチと動的なストレッチです。

静的なストレッチというのは、10秒とか20秒、30秒とか1分とか、身体を一定の姿勢に保ってずっと伸ばし続けるというもの。そして、動的なストレッチというのは、ダイナミックに身体を動かすことで筋肉が伸びている状態、例えばラジオ体操のようなものをイメージしてもらうと良いのかもしれません。

ストレッチで身体を壊した女性たちは、静的なストレッチをやりすぎたのかと思います。静的なストレッチも動的なストレッチもそれぞれ利点があるのはもちろんですが、一般的に言われていることとしては、動的なストレッチは運動の前、静的なストレッチは運動の後に行うのがと良いと言われています。

その理由としては、動的なストレッチは、運動をする前に身体を温めて血流をよくする準備運動、ウォーミングアップとしてはすごく優れている。そして、静的なストレッチは運動後に10秒20秒ほど身体を伸ばし続けることで、呼吸を整えたり気持ちを鎮めたりして、普段の生活のリズムに戻すといった効果があるでしょう。逆に言うと、静的なストレッチは筋力を発揮することではないので、準備運動としては優れていないということです。

私の家には柴犬がいますが、犬や猫を飼っている人は多いと思います。犬や猫が、伸びをしているのをよく見ます。これはまさに静的ストレッチのポーズですが、その時間は長くても2、3秒くらいだろうと思います。それ以上伸びをしている犬や猫を私は見たことがありません。犬や猫にとって、それ以上長い静的なストレッチは必要がないからでしょう。それが自然体ということです。

人間も動物ですから、筋肉を伸ばすとか血流を良くするという観点から言えば、動的なストレッチをした方が良いと思います。家で簡単なストレッチをする場合、静的ではなく身体を大きく動かすラジオ体操のような運動をしたほうが良いのではないかなと思います。

もちろん静的なストレッチがダメと言っているわけではなく、これをやると心地よいな、リラックスできるな、というようなポーズをするのはよいと思います。身体の可動域の改善が必要であるという場合はとくに静的なストレッチは効果があると思います。

お相撲さんは身体の可動域を広げるために、両足を八の字に広げて胸が地面に着くまでします。それを「股割り」と言って基本中の基本としているのは、激しい戦いで土俵から落ちても怪我をしない身体をつくるためです。実際のところ、お相撲取りは怪我で休場して番付を下げてしまい、相撲人生を棒にふる人も少なくないわけです。

静的ストレッチの代表的なものとしてヨガがあり、近年はさまざまなスポーツの中でも取り入れられるようになっていますね。インドに発祥したヨガはとても奥深いものがありますし、自己流でするのはお勧めできません。いまはヨガ教室もたくさんあるので、基本を学んで続けていくことが大切ですね。

第7章

日常生活のセルフ・トレーニング

この章では、自宅でひとりでもできる「セルフ・トレーニング」を紹介します。治療院のホームページでも紹介しているものを、そのまま掲載します。

トレーニングというのはなかなか続かないものですが、激しい運動ではなく、どちらかと言えば静的なストレッチ体操です。

日常生活の中で、座ったままの仕事で固まった筋肉をほぐしたり血行をよくするためのストレッチです。身体に無理な負荷をかけることなく、運動嫌いという人でも簡単にできるものばかりです。日々の健康管理のため続けてみてください。

0　姿勢の確認

まず、普段の立つ姿勢(立位姿勢)と座る姿勢(座位姿勢)について説明します。慢性的な肩こりや腰痛でお困りの方は、一般的に良いと言われる「見栄えの良い姿勢」よりも「自然で楽な姿勢」を心がける事が大切になります。

BAD
筋肉を
使い過ぎ!
GOOD
どこにも力が
入ってない

BAD
筋肉を
使い過ぎ!
GOOD
どこにも力が
入ってない

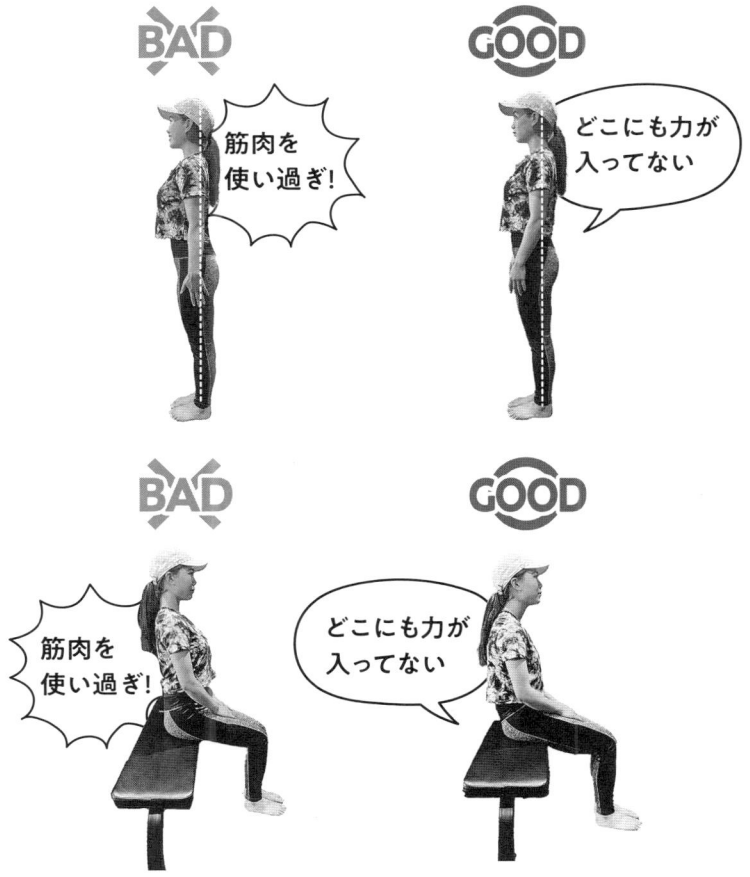

立位姿勢、座位姿勢ともに筋肉をなるべく使わない楽な姿勢を心がけて生活してください。

1 足指エクササイズ①　（両足×10回）

地面に唯一設置する足の状態を整える事はとても大切です。

外反母趾や、扁平足、横アーチ部分にタコが出来ているなど、足の状態が悪い方は非常に多いです。

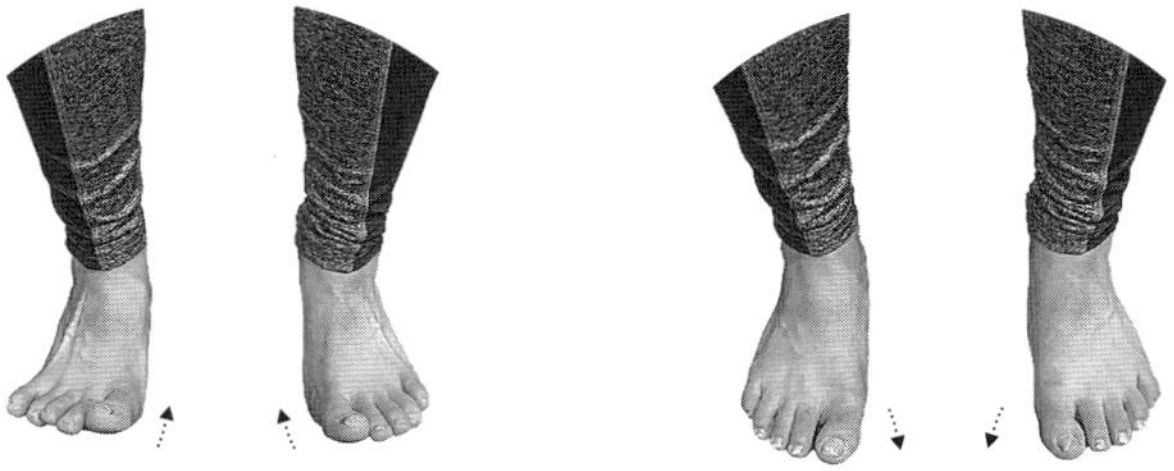

STEP.1
足の指だけ上げる、下ろす

2 足指エクササイズ②　（両足×10回）

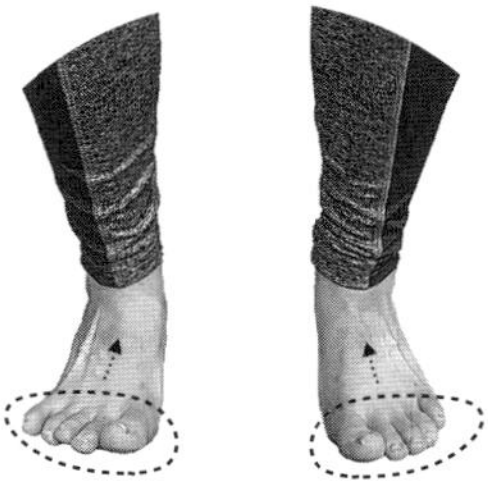

STEP.1
足の指を上げる

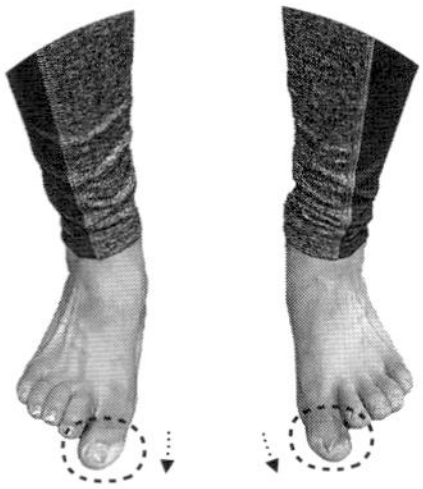

STEP.2
親指だけ下ろす

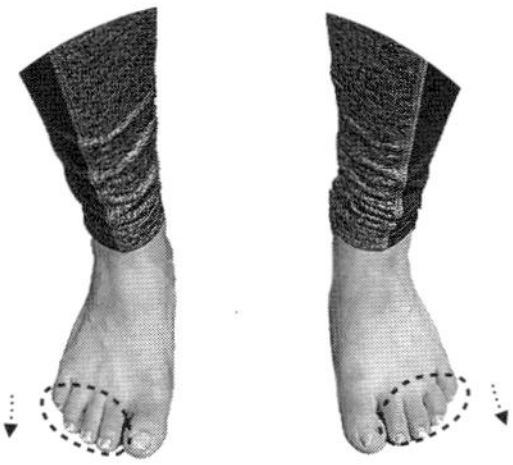

STEP.3
他の指も下ろす

3　足指エクササイズ③

（両足×10回）

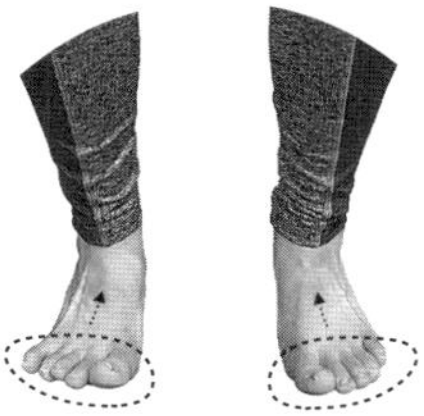

STEP.1
足の指を上げる

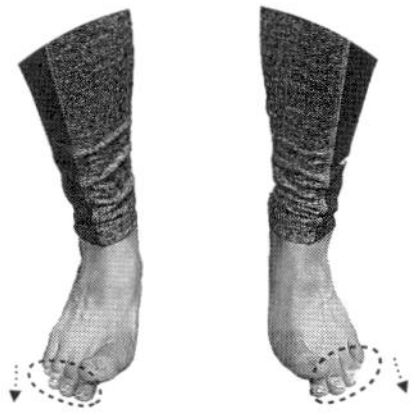

STEP.2
親指以外の４指を下ろす

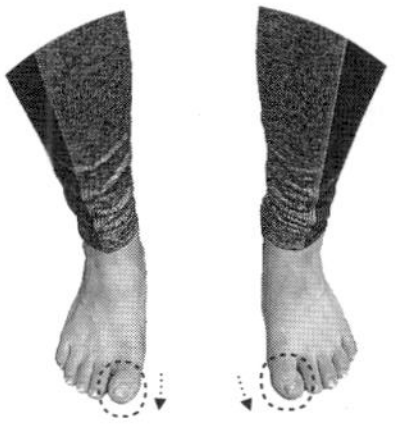

STEP.3
親指も下ろす

4　足指エクササイズ④

（両足×10回）

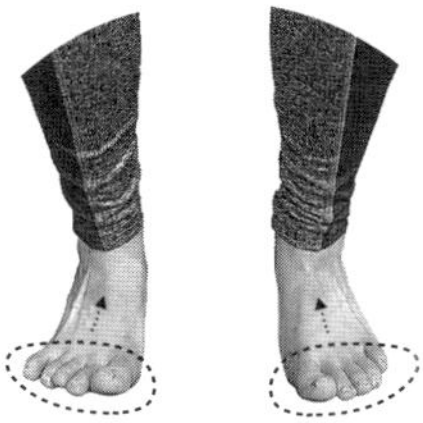

STEP.1
足の指を上げる

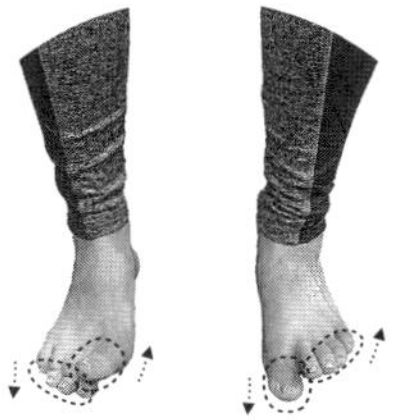

STEP.2
左は親指以外の4指を下ろす
右は親指を下ろす

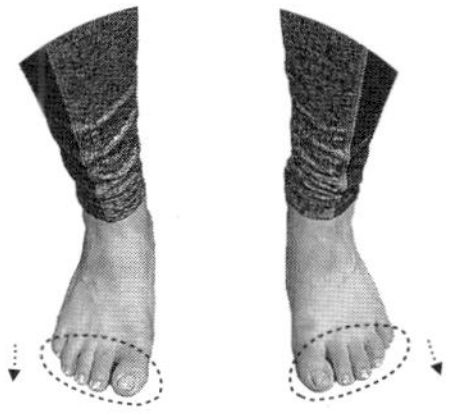

STEP.3
全部の指を下す

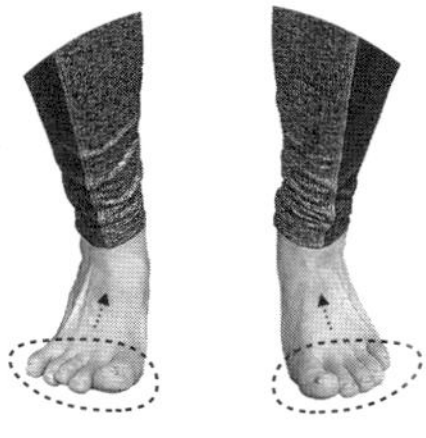

STEP.4
足の指を上げる

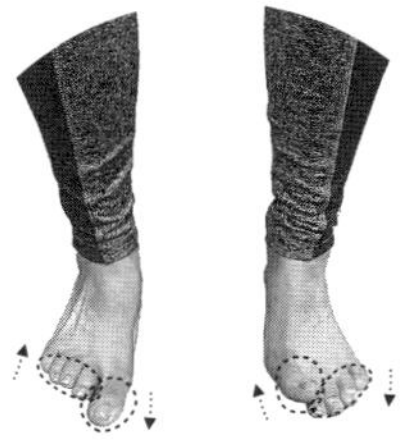

STEP.5
STEP.2の逆を行う

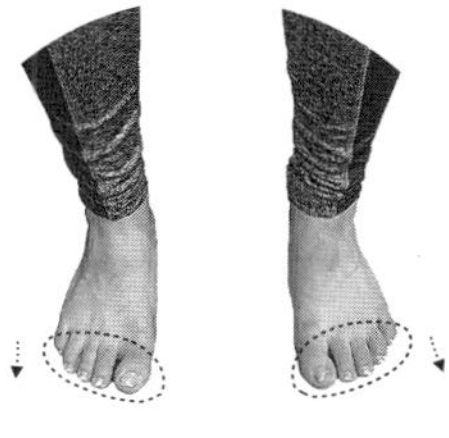

STEP.6
全部の指を下す

5 ふくらはぎのマッサージ （両足 各1分ずつ）

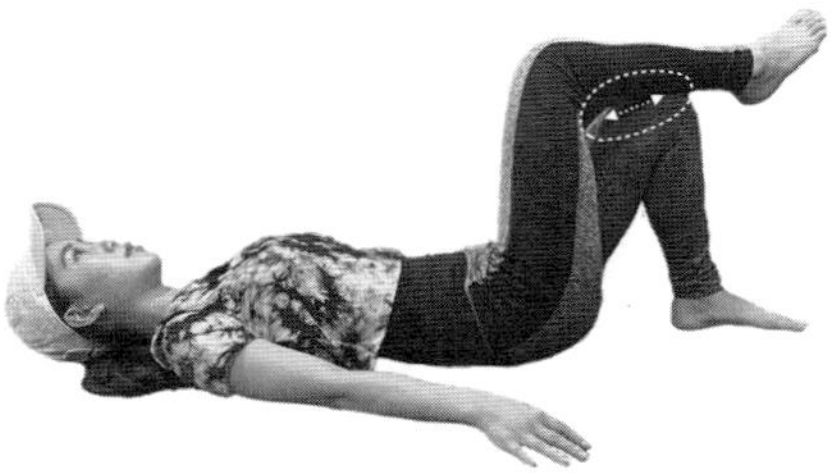

STEP.1
仰向けに寝て両ひざを立てる

STEP.2
右ふくらはぎを左膝にあてる

STEP.3
右ふくらはぎを左膝にあてたまま右足を前後に動かす

STEP.4
場所を変えながら、気持ち良い箇所や硬い箇所を見つけながら行う

6 内蔵（腸）のマッサージ （各1分ずつ&10往復）

※100円ショップで手のひらサイズのゴムボールを購入し使用してください。もしくは、自分の拳で同じように行ってください。

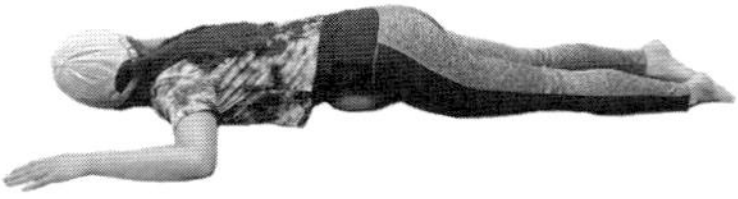

STEP.1
おへその下にボールを当ててうつ伏せで寝ます

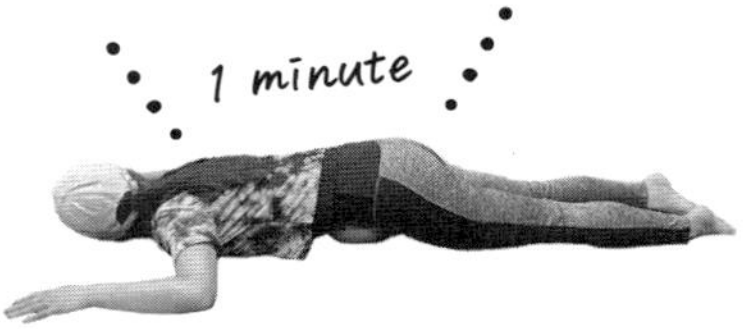

STEP.2
そのまま楽に呼吸をして1分寝ます

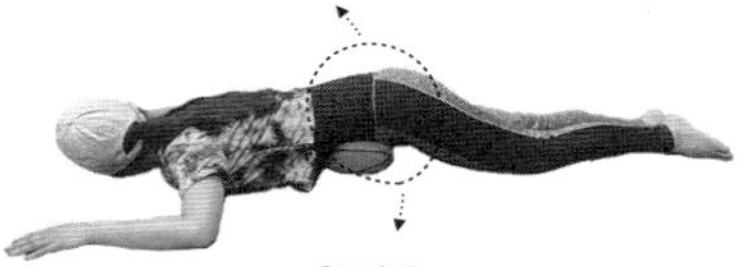

STEP.3
その後、お尻を大きく左右に10往復動かします

STEP.4 ボールの位置を少し左へずらし同じように行う

STEP.5 ボールの位置を少し右へずらし同じように行う

7 背骨のエクササイズ （各10往復）

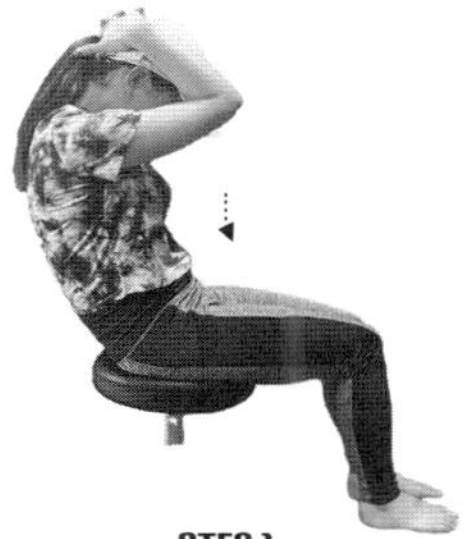

STEP.1

座った状態から思い切り
背中を丸くします
この時に手を後ろで組み、
動きをサポートしてください
しっかりとおへそを見るように、
少しでも頭の位置が低くなるように
丸くなってください

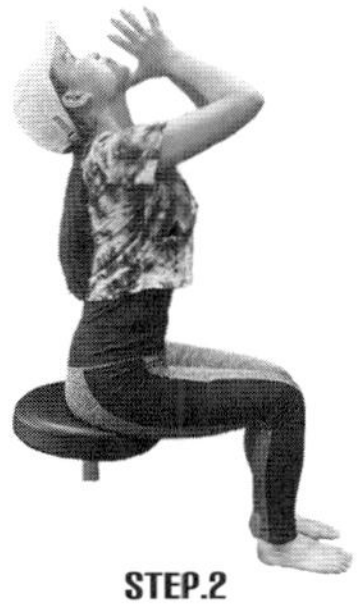

STEP.2

しっかり骨盤を立てて
天井を見るように
背中全体を反っていきます
両親指で顎を上げるように
サポートしながら行っていきます
ゆっくり自分のペースで
10往復行ってください

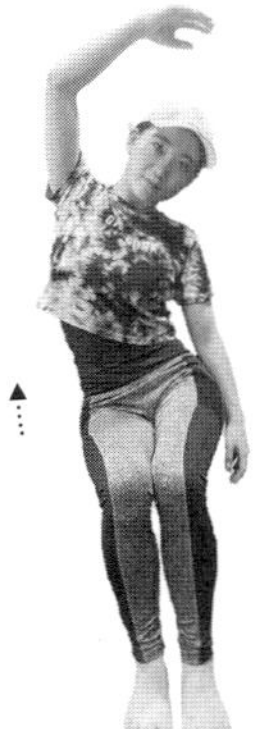

STEP.3

座った状態から写真のように
右の横を伸ばす場合は、
重心を右のお尻に

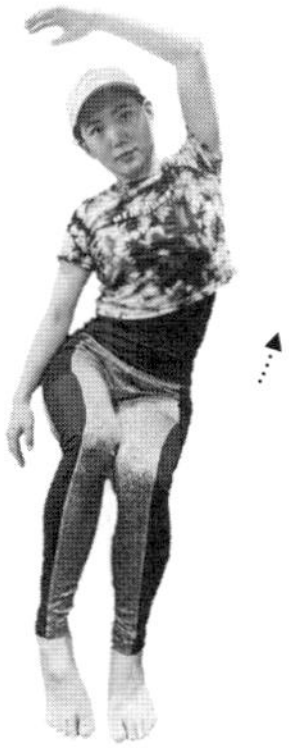

STEP.4

身体の左を伸ばす場合は、
重心の左のお尻に
ゆっくり自分のペースで
１０往復行ってください

8 股関節のエクササイズ （各10往復）

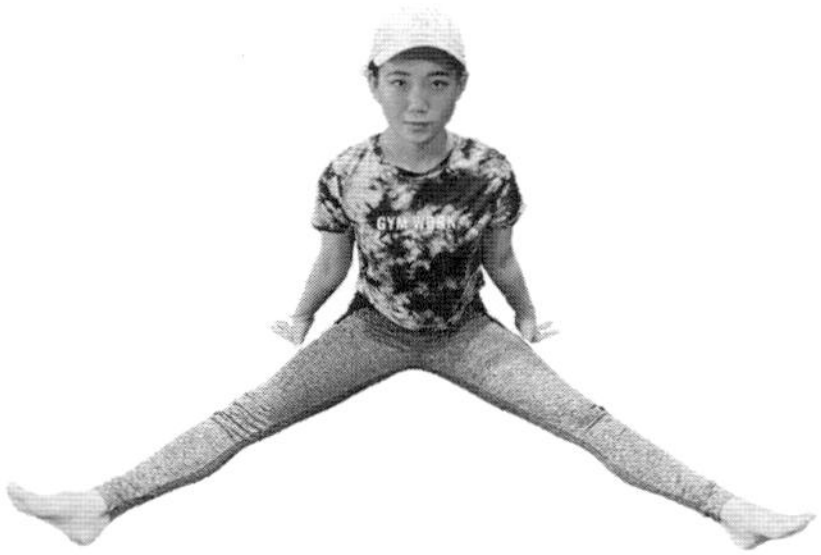

STEP.1

無理のない範囲で開脚をする

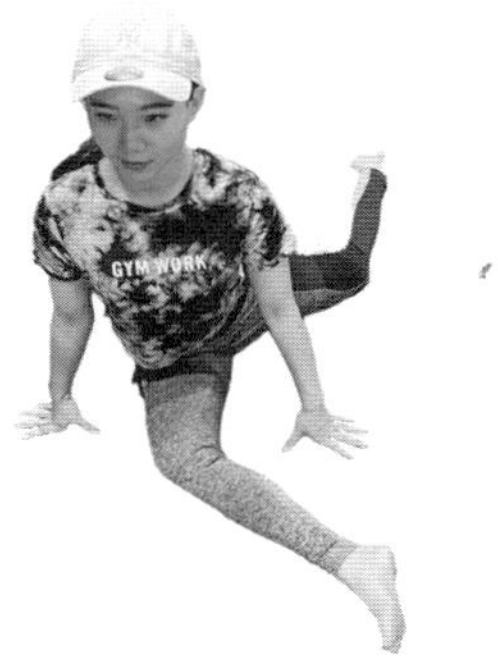

STEP.2

右踵を軸にしておへそが
右側を向く所まで身体を捻る

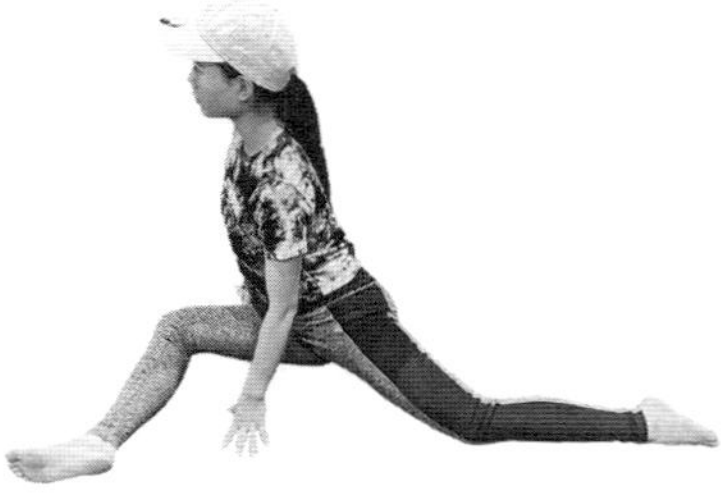

STEP.3

右膝は自然と曲がります
左足は右足につられるまま
動いてください

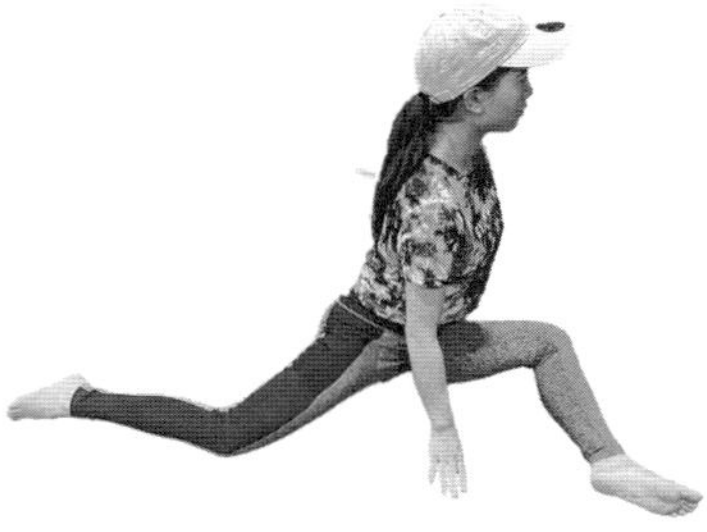

STEP.4

左右交互に行います
ゆっくり10往復行ってください

9　背骨を緩めるエクササイズ（1分）

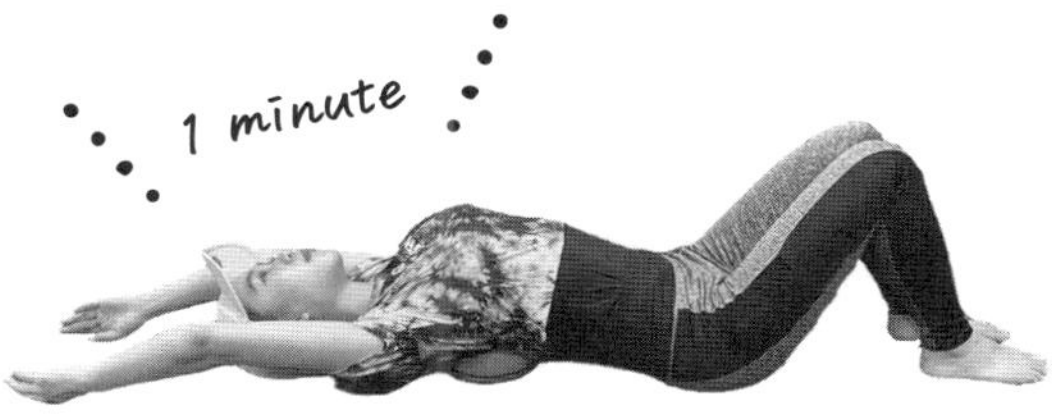

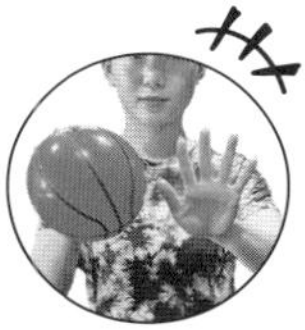

※100円ショップで売っている手のひらサイズのボールを使います

STEP.1　膝を立てて仰向けに寝ます

STEP.2　写真のように、肩甲骨の間に手のひらサイズのボールを入れて寝ます

STEP.3　バンザイをしたり、手を下ろしたり、身体をゆすったりしながら背中を緩めていきます

STEP.4　心地よい動きを中心に１分程行います

10　お腹を引き締めるエクササイズ（左右10周ずつ）

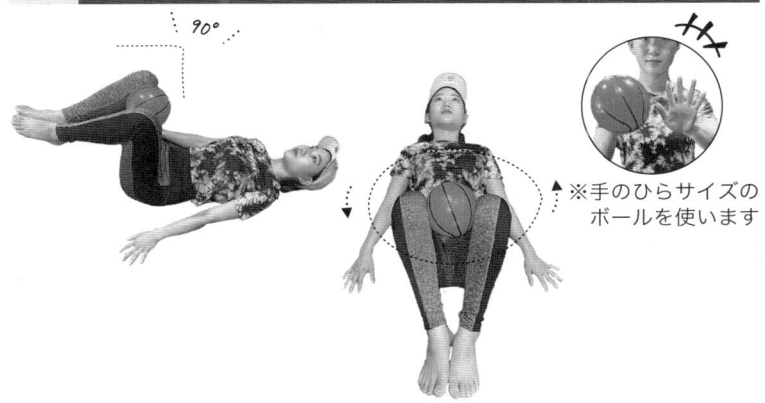

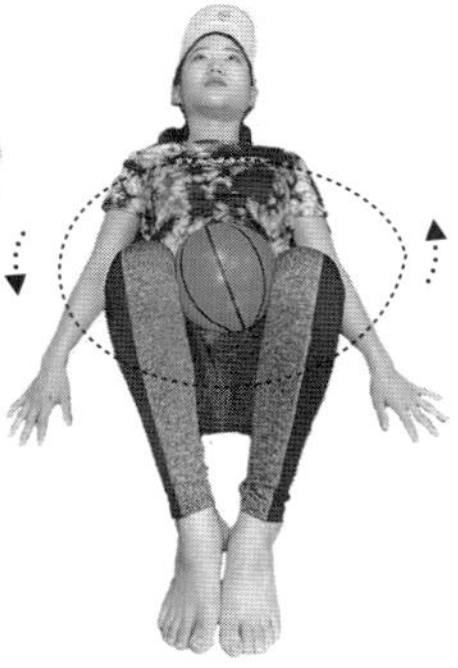

※手のひらサイズのボールを使います

STEP.1　股関節、膝関節を90°にし、写真のようにボールを挟む

STEP.2　お腹に「ウッ」と力を入れた状態をキープし、ボールを左回り、右回り10周ずつ小さく回す

11 大腿裏(ハムストリングス)のエクササイズ(10×3セット)

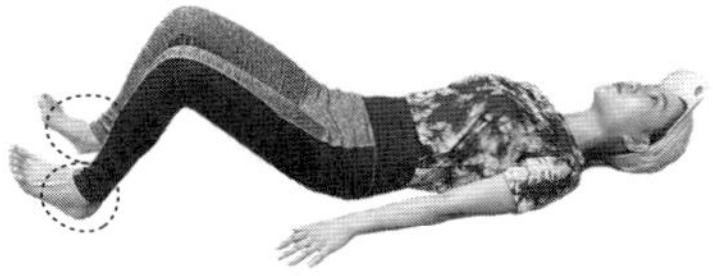

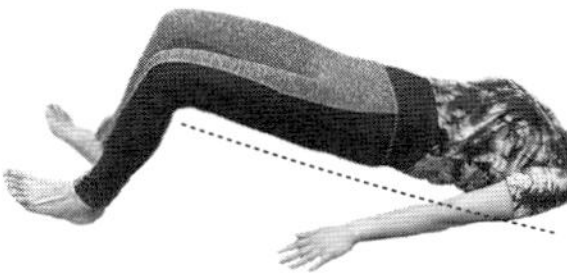

STEP.1

写真のように寝て、
膝を曲げ、踵だけ地面につける

STEP.2

方と膝が一直線になるところまで
おしりを持ち上げる
2、3秒キープして下ろす

12 内転筋のエクササイズ① (上内外各10回ずつ)

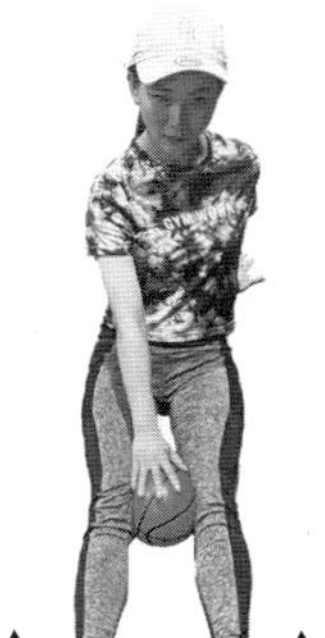

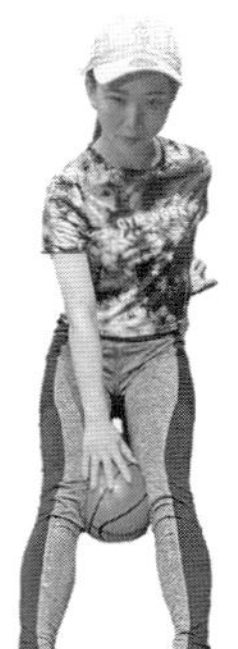

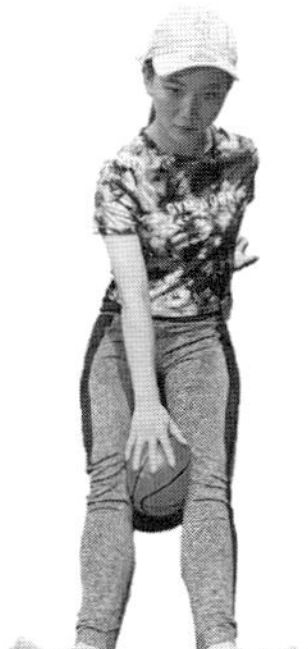

STEP.1

写真のように
長座の施政をとる
つま先が上を向いたまま
ボールを挟む
→２秒力を入れる

STEP.2

つま先が内を向いた
状態でボールを挟む
→２秒力を入れる

STEP.3

つま先が外を向いた
状態でボールを挟む
→２秒力を入れる

13 大腿四頭筋（膝の前の筋肉）のエクササイズ（左右10回ずつ）

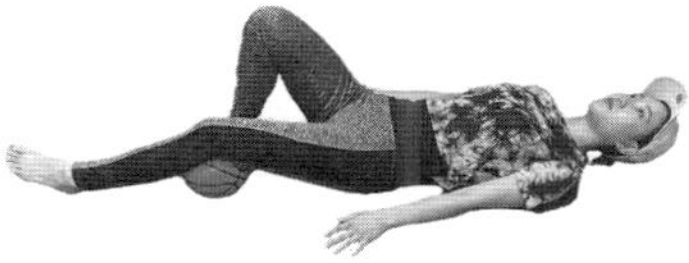

STEP.1
膝の下にボールを入れる
ボールを押しつぶすように
膝を伸ばす

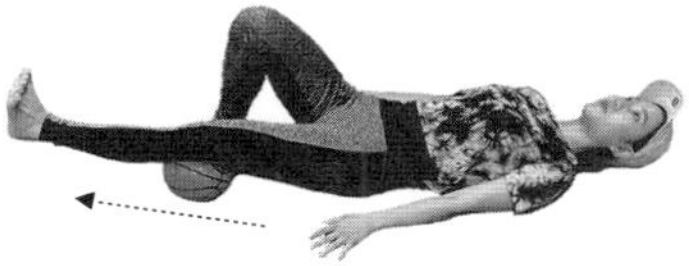

STEP.2
太もも前に
力が入っていることを確認する
下ろす

14 体幹の回旋ストレッチ①（10回）

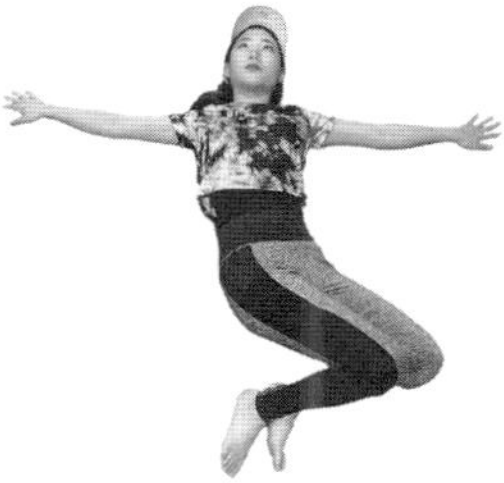

STEP.1
肩を90°にし、膝を立てて寝る

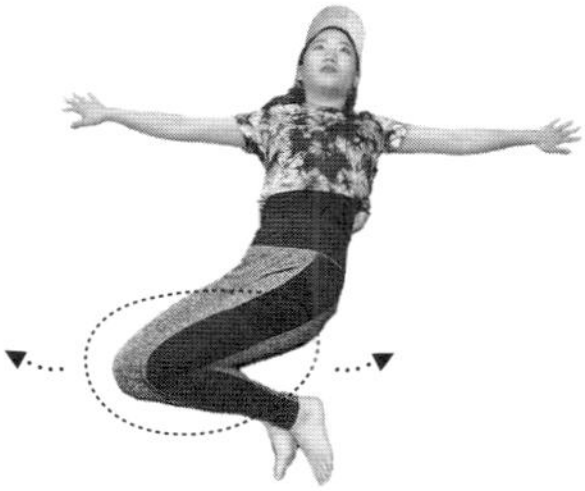

STEP.2
肩が浮かないように膝を左右に倒す
倒したところで数秒キープする
この時に息を止めない！

15 体幹の回旋ストレッチ②（10回）

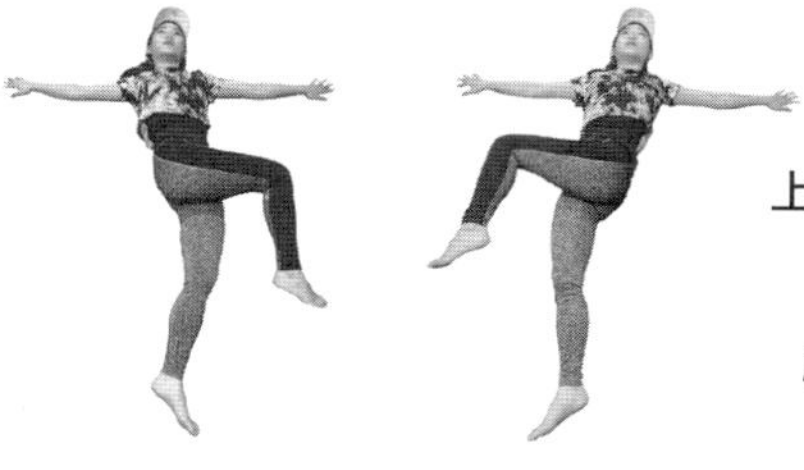

上記14番の回旋ストレッチ①が
物足りない人は
写真のように②を行うと
腰やお尻が伸びている感じが
感じられると思います

16 胸のストレッチ （10秒×各3ヶ所）

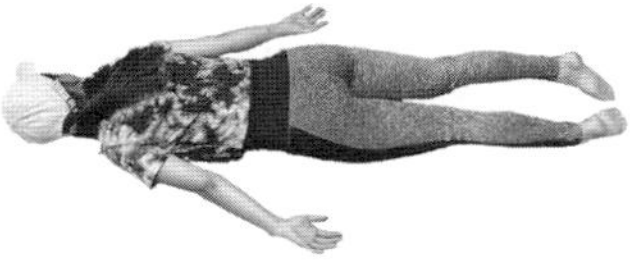

STEP.1

手を下にした状態で
10秒キープ
胸のお肉があるところを場所を変えながら三ヶ所ほど行う

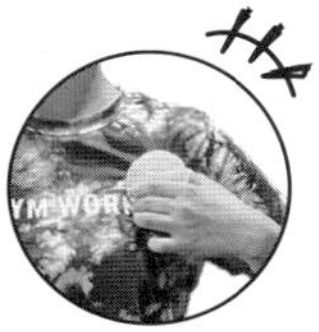

※テニスボールを使います

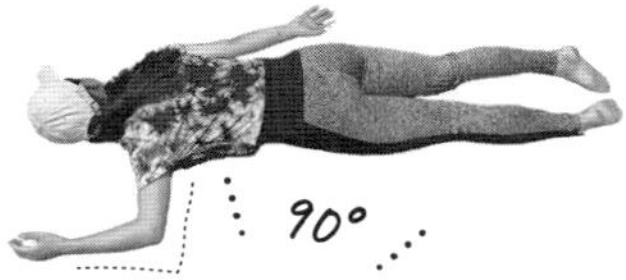

STEP.2

方と肘を90゜曲げた状態でSTEP1と同じように10秒キープし、三カ所ほど行う

17 お尻のストレッチ （左右1分ずつ）

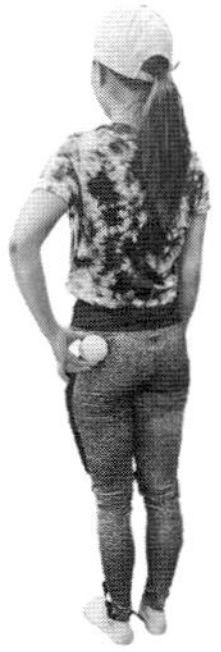

STEP.1

お尻の筋肉に
テニスボールをあてる

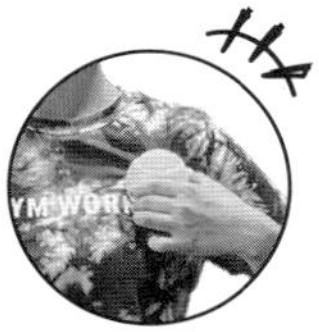

※テニスボールを使います

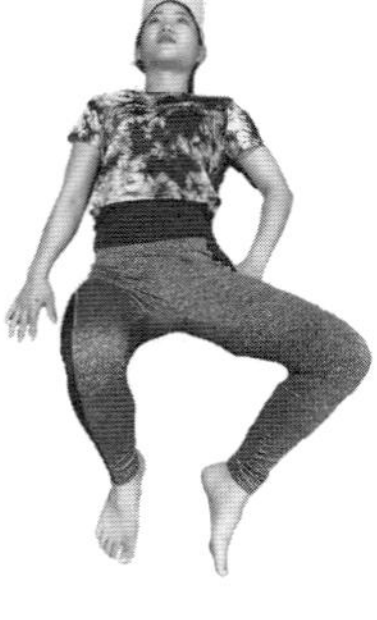

STEP.2

一箇所10秒ほどキープし、
その後場所を変えていく
片側１分ほど行ったら、
反対も行う

症状別おすすめストレッチ

肩こり、頭痛でお困りの方

5　6　7　9　14　15　16

腰痛でお困りの方

1　5　6　7　8　9

腰痛でお困りでしっかりやりたい方

1　5　6　7　8　9　10　14　15　17

膝痛でお困りの方

1　2　3　4　5　10　11　12　13

外反母趾でお困りの方

1　2　3　4　5　11　12

お時間ある方は、

全部をまんべくなく行ってください！

始める前に

●運動は痛みの出ない範囲で行ってください。

●テレビを見ながらなど、「ながら運動」で構わないので
2、3日に1回行うようにしてください。

●しっかり運動したい、運動のバリエーションを増やしたい方は、
QRコードから動画が見れますので、そちらにお願い致します。

●健康な身体は運動だけではなく、食事や睡眠も大切です。

●健康な身体を手に入れる為のキッカケになってもらえれば幸いです。

ストレッチ動画はこちら!

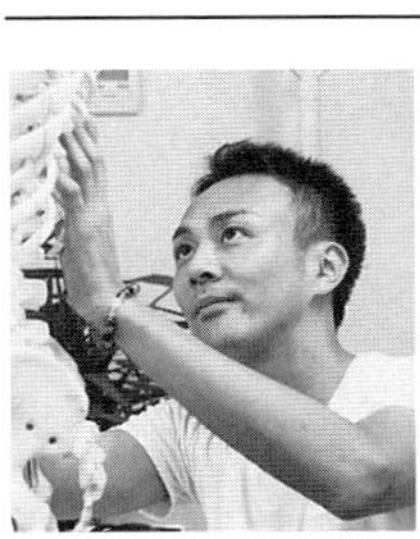

監修
岩田芳典
■理学療法士
■鍼灸師
■Luce接骨院・鍼灸院オーナー
■九州医療スポーツ専門学校　理学療法学科
非常勤講師

エピローグ

「真の医学とは教育である」という言葉を残したのは、ルドルフ・シュタイナー（1861〜1925）、オーストリアやドイツで活躍した思想家、教育者です。

「自由な自己決定」ができる人間を育てることがシュタイナー教育ということですが、このことは、すべてのことにおいて言えるのではないでしょうか。

自分の健康づくりをしていくのもそうです。医者任せにするのではなくて、自分の身体は自己教育、ちゃんと勉強して、自分の身体は自分で管理しましょうね、ということです。

自分はこうやったら機嫌が良くなったり、悪くなったりする。これを食べたら調子がいいな。これを食べるとお腹を下したり、体調が悪くなるな。こういうことはその人にしかわかりませんから、生活の中でその経験値を積み重ねていくことで、セルフコントロールがしやすくなるはずです。妙な例えかもしれませんが、自分の身体の「取扱説明書」を作っていくようなライフスタイルとでも言いましょうか。

自分の機嫌を取れるのも自分しかいないので、しっかり自分の機嫌を取って楽しく生きる。どうせ生きていくのであれば楽しい方がいい。

この本では、そのために必要な食事のこと、体癖や姿勢、運動やトレーニング、ファスティング（断食）のことなど述べてきました。治療家の私自身がこのような視点から診療にあたっています、ということを言いたかったのです。

食事にしろ、ファスティングにしろ、それらの一つひとつを掘り下げて考えていくと、奥が深いことは言うまでもありません。自分なりにもっとも興味が湧いたこと、あるいは楽しそうだと思えることを、さらに勉強して深めてほしいと願います。そして、自分が学び納得したことなどを、家族や周りの人のために役立てることができれば、なおさらいいですね。

私自身も治療家としてはまだまだ未熟です。自分自身の取扱説明書を作っていくために、日々自分の身体や心の有り様を通して、それから患者様を通して、ああでもない、こうでもないと日々考え、実践していきながら過ごしています。

とにかくこの本で私がいちばん言いたかったことは、自分自身の取扱説明書（健康管理マニュアル）を作って、実践していきましょう、ということです。体調不良のときに病院に駆け込むときもあるでしょうが、そういうときでも、すべてを医者任せにするのではなく、最終的な判断は自分自身が行うことが大切です。その判断ができるかどうかは、判断に迷うのも、まさに「自由な自己決定」ということです。

自分の身体と真剣に向き合っていくということは、自分の人生に責任をもって向き合っていくことに他ならないと思います。

さあ、年はいくつになっても健康がいちばん、愉しい人生を送りましょう。

岩　田　芳　典（いわた　よしのり）
理学療法士・鍼灸師
岡山大安寺高校卒業
大阪体育大学卒業
朝日リハビリテーション専門学校卒業
名越整形外科医院　勤務
朝日医療大学校　鍼灸学科卒業
現在：株式会社　プロデュース 34
　　　九州医療スポーツ専門学校
　　　理学療法学科　非常勤講師

手のひらの宇宙ＢＯＯＫs ®第44号
自分の健康法を見つけよう。
―― 自身の取扱マニュアルの作り方

2024年11月21日　初版第１刷

著　　　者　岩田　芳典
発　行　人　平野　智照
発　行　所　㈲ あうん社
〒669-4124 丹波市春日町野上野21
TEL/FAX（0795）70-323
URL http://ahumsha.com
Email : ahum@peace.ocn.ne.jp

製作 ● ㈱ 丹波新聞社
装丁 ● クリエイティブ・コンセプト
印刷・製本所 ● ㈱ 遊文舎

ISBN978-4-908115-44-8　C0095
＊定価はカバーに表示しています。